EXAMPRESS®

JN059785

1回で受かる

アロマテラピー 検定

1級・2級

合格テキスト&問題集 第3版

アロマテラピー検定対策研究会　著

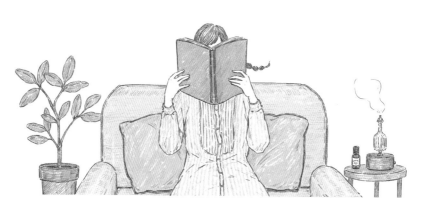

SE
SHOEISHA

Ｃｏｎｔｅｎｔｓ

Chapter4　アロマテラピーの歴史 …117

Chapter5　一問一答問題集＆模擬試験 …137

Chapter6 試験直前暗記キーワード …267

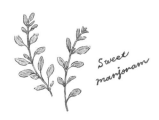

Sweet
marjoram

本書の使い方

●**この本について**

　本書は公益社団法人日本アロマ環境協会が主催する、「アロマテラピー検定」2級、1級の受験者を対象とした「テキスト問題集」です。

●**赤チェックシートつきでラクラク暗記**

　検定に出題されやすい重要単語は、付録の赤チェックシートで何度も繰り返しチェックすることができます。

●**各章ごとの「学習のポイント」で流れをつかむ**

　これから学習する内容の目的を、各章のはじめにまとめています。

●**ひと目でわかる2級と1級の検定範囲**

　本書では2級と1級の検定範囲を右記のマークで記しています。両方のマークがある箇所は共通の出題範囲です。

●**「重要」マークでダイジェストにチェック**

　アロマテラピーを学ぶ上で重要な語句や事柄は **重要** マークでダイジェストにチェックすることができます。

AEAJ アロマテラピー検定について

❀ どんな検定なのか

　自然の治癒力を活用するア
ロマテラピーは、健康維持や
リラックス作用、ストレスケ
アなどの面からも注目を集め、
近年、日本でも知名度が上が
ってきています。アロマテラ
ピーの効用や歴史などの知識
について、資格認定を受ける
ことができるのがアロマテラ
ピー検定です。アロマテラピ
ー検定は「公益社団法人 日

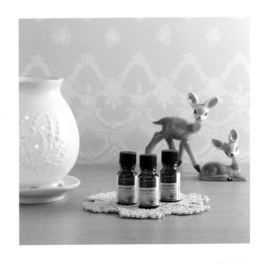

本アロマ環境協会」が実施しています。現在、日本ではアロマテラピーに関する
国家資格はなく、当検定の資格も民間資格ですが、広く認められているため、職
業資格としても利用されています。

　アロマテラピー検定には1級と2級があり、2級はアロマテラピーを正しく生
活に取り入れるための知識の習得を目的としており、1級は精油を目的によって
使い分け、効果的に生活に取り入れるための知識の習得を目的としています。
2級より1級のほうがより難しくなっており、1級の合格は、アロマテラピーア
ドバイザー、アロマテラピーインストラクターなど、より上位の資格を取得する
条件にもなっています。

公益社団法人 日本アロマ環境協会（AEAJ）

　AEAJ は 1996 年に設立された日本アロマテラピー協会（AAJ）を母体に、2005 年環境省所管の法人
許可を受け社団法人となり、2012 年、公益社団法人として新たに設立された団体です。
　アロマテラピーの正しい知識の普及・発展を目指し、各種資格認定や学術調査研究などを行うととも
に、自然の香りある豊かな環境（アロマ環境）を守り、育てるためのさまざまな活動を行っています。
　公益社団法人 日本アロマ環境協会　http://www.aromakankyo.or.jp

試験の概要

実施日	5月・11月（年2回）
実施都市	札幌・釧路・青森・仙台・郡山・つくば・宇都宮・前橋・さいたま・千葉・東京・横浜・新潟・金沢・甲府・松本・岐阜・静岡・名古屋・四日市・京都・大阪・神戸・奈良・松江・岡山・広島・高松・松山・福岡・長崎・熊本・鹿児島・那覇　　※会場は各都市の中心部を予定
受験資格	どなたでも、何級からでも受験可能。
受験料	2級／6,000円＋税　1級／6,000円＋税 1級・2級併願／12,000円＋税（同日受験）
試験方式	選択解答式（マークシート）

試験の内容

	2級	1級
試験時間	50分	70分
出題数	55問（分野別の出題数は非公開）	70問（分野別の出題数は非公開）
出題範囲	『アロマテラピー検定公式テキスト1級・2級』（2019年1月改訂版） ・香りテスト 　（香りを嗅いで精油名を答える） ・アロマテラピーの基本 ・きちんと知りたい、精油のこと ・アロマテラピーの安全性 ・アロマテラピーを実践する ・精油のプロフィール 　（対象11種類）	『アロマテラピー検定公式テキスト1級・2級』（2019年1月改訂版） ・香りテスト 　（香りを嗅いで精油名を答える） ・アロマテラピーの基本 ・きちんと知りたい、精油のこと ・アロマテラピーの安全性 ・アロマテラピーを実践する ・アロマテラピーのメカニズム ・アロマテラピーとビューティ＆ 　ヘルスケア ・アロマテラピーの歴史をひもとく ・アロマテラピーに関係する法律 ・精油のプロフィール（対象30種類）
香りテストの対象精油	9種 スイートオレンジ、フランキンセンス、ゼラニウム、ティートリー、ペパーミント、ユーカリ、ラベンダー、レモン、ローズマリー	17種（2級の9種＋以下の8種） ローマンカモミール、クラリセージ、グレープフルーツ、ジュニパーベリー、スイートマージョラム、ベルガモット、レモングラス、イランイラン
資格の有効期限	終身資格	

✿スケジュール

　アロマテラピー検定の受験要項は試験の4か月前から配布され、申し込み期間は試験の3か月前から始まり、試験の2か月前には終了します。申し込みはアロマテラピー検定の受験要項を取り寄せ、添付の払込取扱票に必要事項を記入して郵便局・ゆうちょ銀行で支払う方法と、（公社）日本アロマ環境協会（以下AEAJ）の公式サイトにアクセスし、必要事項を入力して受験料をクレジットカード、コンビニエンスストアなどから支払う方法の2通りがあります。受験要項（払込取扱票）はAEAJに資料請求するか、検定公式テキスト販売店などで入手することができます。申し込み手続きの詳細については、AEAJの公式サイトで確認しましょう。

	5月試験	11月試験
受験要項を入手	受験要項はAEAJ公式サイトでも確認できるが、AEAJに電話かインターネットで請求すれば、無料送付してもらえる。また、検定公式テキスト取扱店などでも入手できる。	
▼ 申し込み期間	2月中旬～3月中旬	8月中旬～9月中旬
▼ 申し込み方法	インターネットか郵便振替で申し込む。	インターネットか郵便振替で申し込む。
▼ 受験票が届く	4月下旬、試験実施日のおよそ10日前に「受験票（ハガキ）」が送付される。	10月中旬、試験実施日のおよそ10日前に「受験票（ハガキ）」が送付される。
▼ 受験当日	5月中旬。受験当日は受験票、筆記用具が必要。	11月上旬。受験当日は受験票、筆記用具が必要。
▼ 結果通知が届く	6月上旬に結果通知が届く。合格の場合は認定証が届く。	12月上旬に結果通知が届く。合格の場合は認定証が届く。

※最新情報、詳細は必ず受験要項または AEAJ の公式サイトをご確認ください。

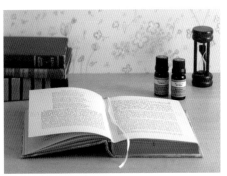

❀ 試験の合格率

　アロマテラピー検定に合格するには、2級・1級ともに正答率80%が必要です。過去に行われた検定では、90%の受験者が合格しています。検定は2級より1級のほうが扱う精油の数も多く、難しい内容になっています。

　2級と1級の検定試験は同じ日に行われますが、受験時間が重複しないため（2級が午前、1級が午後）、同日に両方の検定試験を受験することもできます。

　合格率が高いため難易度が低いと思われるかもしれませんが、精油の香りの嗅ぎ分けテストや、精油の詳細なプロフィール、歴史など、アロマテラピーについて正確に学んでいなければ答えられない問題ばかりが出題されますので、勉強しなくても合格できる試験というわけではありません。本書のような参考書や公式テキストを読んで、しっかりと知識を身につければ取得しやすい資格ともいえます。

❀ 試験の解答形式

　試験の解答形式は、筆記による選択式のマークシート方式です。2級が55問で制限時間が50分、1級が70問で制限時間が70分となっています。

　試験内容は精油の嗅ぎ分けテストと筆記試験の2つのパートに分かれており、配られる精油ビンの香りを嗅ぎ、精油名を当てるテストを10分程度行ってから筆記試験に移ります。解答形式は、どちらもマークシート方式です。

❀ 試験の傾向

　試験問題は、AEAJ発行の「アロマテラピー検定公式テキスト」から出題されます。検定公式テキストや、本書のような公式テキストに沿った参考書を熟読することが、アロマテラピー検定対策の基本です。専門のスクールなどもありますが、問題集などを使ってしっかり勉強すれば、独学でも取得が可能です。

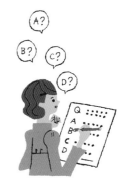

　2級、1級ともに、精油の嗅ぎ分けテストがあります。検定対象の精油は決まっていますので、購入して実際に嗅ぎ分けの練習をするとよいでしょう。別々に購入してもよいですが、検定試験に出題される精油を少量ずつセットにした商品も販売されていますので、利用すると便利です。

> 　□各章の巻頭にある「学習のポイント」の内容は試験に出やすいので、しっかりと押さえておきましょう。

ＡＥＡＪの資格

❀どんな資格があるの？

（公社）日本アロマ環境協会（以下AEAJ）の資格には、アロマテラピー検定2級・1級のほかに、アロマテラピーアドバイザー、アロマテラピーインストラクター、アロマセラピスト、ナチュラルビューティスタイリスト検定、環境カオリスタ検定などがあります。

検定1級に合格したのち、AEAJの会員となって認定講習会を受講すると、広く一般の人々にアロマテラピーについてアドバイスが行えるアロマテラピーアドバイザーの資格が取得でき、その先には、アロマテラピーインストラクターとアロマセラピストという2つの上位資格（本科）があります。また、アロマテラピー

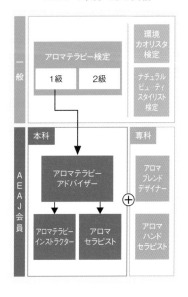

AEAJで取得できる資格

アドバイザー資格を取得すると、アロマブレンドデザイナー、アロマハンドセラピストという資格（専科）も取得できます。まずは2級、1級の合格を目指し、挑戦してみましょう。

❀どんな分野で生かせるの？

アロマテラピー検定1級・2級の資格は、自分自身、家族や友人にアロマテラピーを行ったり、自分自身で使う化粧品や入浴剤を手作りしたり、家族や知人にプレゼントするなどといった生かし方もできますし、アロマテラピー関連商品を販売するショップなどで働く場合も有用でしょう。

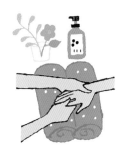

❀会員対象の資格

◉アロマテラピーアドバイザー

アロマテラピーの関連ショップなどで販売に携わった
り、一般の方々に安全なアロマテラピーについてアドバ
イスするのに適した資格とされています。アロマテラピ
ー検定1級合格後、AEAJに入会し、アロマテラピーア
ドバイザー認定講習会を受講すると認定されます。また、
認定されると、アロマテラピーインストラクターとアロ
マセラピストの受験資格が与えられます。

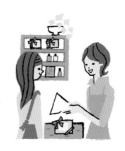

◉アロマテラピーインストラクター

アロマテラピーの専門家として、一般の方々に安全で
正しいアロマテラピーの実践方法を指導できる能力を認
定する資格とされています。AEAJの会員で、アロマテ
ラピーアドバイザー資格を保有し、必須履修科目（25
時間）を修了した人が、アロマテラピーインストラクタ
ーの認定試験を受験することができます。

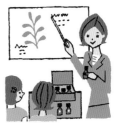

アロマテラピースクールやカルチャー教室の講師、ボ
ランティアなどを通して教育活動に携わる知識を認定する資格です。

◉アロマセラピスト

プロまたはボランティアとして、一般の方々にトリー
トメントやコンサルテーションを含めたアロマテラピー
を提供・実践するのに適した資格とされています。受験
資格は、AEAJの会員で、アロマテラピーアドバイザー
資格を保有し、必須履修科目（30時間）を修了した人と
なります。アロマセラピストの認定試験は、学科のほか
にトリートメントの実技やカルテ演習なども行われます。

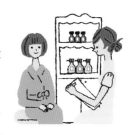

◉アロマブレンドデザイナー、アロマハンドセラピスト

アロマテラピーアドバイザー資格を取得すると、各カリキュラムを受講するこ
とにより、アロマブレンド、またはハンドセラピストという特定の分野を極めた
資格を取得できます。

よくある質問

❀検定について

●どういう人が受験していますか?

下は10代から上は70代まで、幅広い年齢層の人が受験しています。もちろん女性だけでなく、男性の受験者もいます。受験目的は、アロマテラピーを仕事にしたい、現在の仕事に役立てたい、自分や家族の健康に役立てたいなど、さまざまです。

●受験資格などはありますか?

どなたでも受験可能です。年齢、経験などの制限はありません。

●2級から受けるのですか?

何級からでも受験することができます。

●独学でも受験できますか?

アロマテラピー検定は独学でも受験可能です。広い知識を得るために、あるいは今後プロフェッショナルな資格を取得するために、AEAJ認定スクールへ通う人もいます。

●申し込み後の変更はできますか?

申し込み後は、受験級や受験会場の変更ができません。また、試験中止の場合を除き、次回への振り替えやキャンセルもできません。

●資格に有効期限はありますか?

アロマテラピー検定は終身資格です。

❀プロ資格について

●プロフェッショナルな資格を取るために、AEAJ認定スクールに通いたいと思います。スクールはどう選べばよいでしょうか?

スクールにはそれぞれ特色がありますので、まず気になるスクールへ資料請求をし、自分の学びたい内容や目的と一致しているか、通い続けられる環境にあるかなどをチェックしてください。その後、いくつか候補が絞れたら、希望のスクールの見学や説明会への参加などを行い、自分の目で直接確認してから入学手続きをしましょう。

●資格取得後に、フォローやバックアップはありますか?

AEAJでは、協会会員向けに以下のようなサービスを実施しています。
求人情報メール配信サービス…アロマテラピー関連の求人情報をメールでご案内しています。
専門セミナー、シンポジウム、フォローアップセミナー…知識・技術を高めるためのセミナーが受けられます。
動画配信サービス「アロマチャンネル」…AEAJのイベントやセミナーの内容を一部視聴できます。パソコンだけでなく、スマートフォンでも視聴可能です。

Chapter
1

アロマテラピーの
基礎知識

アロマテラピーの定義や、アロマテラピーを行う際の注意点、利用法
など、アロマテラピーに関する基本的な知識を学びます。1級試験に
は、アロマテラピーに関する法律も出題されます。正しい知識を身に
つけ、アロマテラピーを取り入れた心豊かな生活を楽しみましょう。

アロマテラピーとは

アロマテラピーの意味 2級 1級

❀アロマテラピーは植物の香りの力を役立てるもの

　植物の香りを楽しみながら、その力をリラクセーションやリフレッシュ、美や健康管理に役立て、豊かな生活に活用することをアロマテラピーといいます。アロマテラピーにおいて、植物の香りとして用いるのが精油（エッセンシャルオイル）です。精油は人の本来もっている、健康を維持し、けがや病気を治す自然治癒力を引き出します。また、人の心や身体に、部分的ではなく、ホリスティック（全体的）に働きかけます。

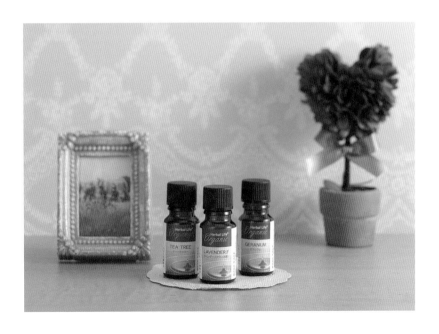

❀アロマテラピーの誕生

「アロマテラピー」という言葉は、フランス人化学者ルネ・モーリス・ガットフォセが造語したものです。ガットフォセは、やけどの治療にラベンダー精油を使用したことで、植物から得る精油の治療効果に目覚め、その研究の成果を1937年に『Aromathérapie』という著書にまとめました。

❀アロマテラピーの広がり

近年、アロマテラピーの活用の場は多岐にわたり、個人の楽しみとしてだけではなく、ビジネスや医療などの分野にも広がっています。美容・コスメ業界では接客や製品開発などに、リラクセーションサロンではトリートメントやケアに利用されています。このほかにも、インテリア・アパレル業界

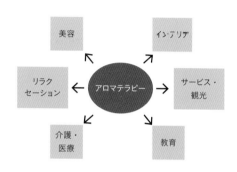

では香りのブランディングへの活用、サービス・観光業界ではおもてなしの一環として取り入れられることも。サービス業に限らず、医療や介護の現場では健康増進やストレスケアのツールとして、子どもたちへの教育の場では香りの体験教室による「香育」といったことまで行われています。

アロマテラピーの目的

アロマテラピーは、植物から抽出した香り成分である「精油（エッセンシャルオイル）」を使って、美と健康に役立てていく自然療法です。

- ・心と身体のリラックスやリフレッシュを促す
- ・心と身体の健康を保ち、豊かな毎日を過ごす
- ・心と身体のバランスを整え、本来の美しさを引き出す

アロマテラピーを利用する際の注意

精油を安全に使うための注意　2級 1級

❀精油を扱う際の注意

　精油を使用する時には、守るべきルールがいくつかあります。ここでは、その重要な注意点を5つ紹介していきます。基本的なルールを守って精油を使用し、アロマテラピーを安全に楽しみましょう。

●皮膚に精油の原液をつけないようにしてください

　精油は植物の有効成分を高濃度に含有した芳香物質です。原液では刺激が強いため、希釈して（薄めて）使用してください。

　誤って精油の原液が直接皮膚についてしまった場合は、すぐに清潔な大量の流水で洗ってください。精油は水溶性ではありませんが、手近にありすぐ利用できるという理由から、水で洗うことをおすすめしています。また、皮膚に異常が見られた場合は医師の診察を受けてください。

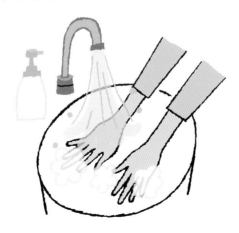

●精油を目に入れないようにしてください

　目は皮膚より敏感な部位のため、誤って目に入れたり精油がついた手で目をこすらないよう注意しましょう。目に入ってしまった場合は清潔な大量の水で洗い流し、目をこすらずに医師の診察を受けてください。

●火気に注意してください

　精油は引火性があるため、キッチンなど火気を扱う場所で精油を使ったり、精油を使用した製品を使ったりする場合は注意が必要です。

●子どもやペットの手の届かない場所に保管しましょう

　誤飲などの危険性があります。

●精油を飲用しないでください

　希釈したものであっても、飲用、食用、うがいに使うことはおすすめしません。誤って飲んでしまった場合は、大量の水で口をすすぎましょう。子どもなどが飲み込んでしまった場合は、吐かせずにすぐ医師の診察を受けてください。その際、誤飲した精油を持参しましょう。

❀精油の保管に関する注意

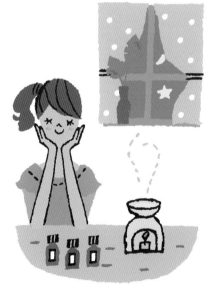

　精油は遮光性のガラス容器で保管するのが最適です。キャップをしっかり閉め、直射日光と湿気を避けた冷暗所に、ビンを立てて保管しましょう。保存期間の目安は、開封後から1年以内とされています。特に柑橘系の精油は、ほかの精油に比べ成分の変化が起こりやすいといわれているため、使用時は必ず香りを確認しましょう。

重要	精油を扱う際の注意☑チェック
	□原液を皮膚につけない。　□精油を目に入れない。　□精油を飲用しない。
	□火気に注意する。　　　　□子どもやペットの手の届かない場所に保管する。

❀精油の使用者に対する注意

精油を使用する人は、健康状態や体質、感受性などに注意を払いながら、安全にアロマテラピーを楽しみましょう。身体に異変があったり、不快に感じたりした場合は使用を中止してください。

●病気・アレルギーのある方のための注意

医師による治療を受けている方、薬を処方されている方は、必ずアロマテラピーを行ってよいかかかりつけの医師に相談してください。植物油など基材のアレルギーにも注意しましょう。

●お年寄りや既往症のある方のための注意

アロマテラピーにはさまざまな楽しみ方がありますが、いずれの楽しみ方で使用する場合も、基準の半分以下の量で試してから使用しましょう。

●妊娠中の方のための注意

本書で紹介しているようなアロマテラピーの活用によって、妊娠中の方が重大な事故を招いたことは現在まで報告されていません。しかし、妊娠中は体調を考慮し、芳香浴法（p.23参照）以外のアロマテラピーを行う場合は十分な注意が必要です。アロマトリートメントを受ける場合は、医師や経験豊かな専門家に相談してください。

●子ども・ペットのための注意

3歳未満の幼児には、芳香浴法以外は行わないほうがよいでしょう。3歳以上の子どもでも、大人の使用量の10分の1程度から始め、多くても2分の1程度にとどめ、十分注意を払って使用しましょう。また、安易にペットに使用してはいけません。

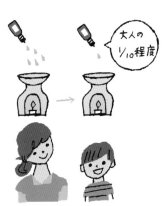

大人の1/10程度

重要 **精油の滴数☑チェック**
□**お年寄りや既往症のある方**：基準の半分以下の量で試す。
□**3歳以上の子ども**：大人の使用量の10分の1程度から、最大2分の1程度まで。

●皮膚の弱い方のための注意

トリートメントオイル、ボディスプレー、スキンローションなど、精油を皮膚に塗布して使用する場合は、事前にパッチテスト*で安全性を確認してください。特に皮膚が弱い方や初めてアロマテラピーを行う方は、希釈濃度にも十分注意してください。

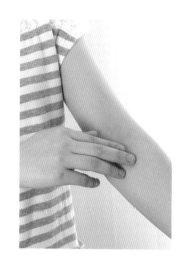

> **＊パッチテスト** 精油によって皮膚にかゆみや炎症などの異常が起こらないかどうかを確認するもの。精油は使用目的に即した方法で希釈し、前腕部の内側に適量塗って 24 ～48 時間放置する。異常が起きた場合は直ちに使用を中止し、大量の清潔な水で洗い流す。

❀ 光毒性に関する注意

精油の成分の一部には日光などの紫外線と反応して、皮膚に塗布した場合に皮膚の炎症や色素沈着を起こすものもあり、これを光毒性といいます。本書に掲載の精油の中で注意が必要なものは、グレープフルーツ、ベルガモット、レモンの 3 つです。光毒性をもつ成分の代表的なものにはベルガプテン（フロクマリン類）があります。近年、これらの成分を取り除いた精油がベルガプテンフリーやフロクマリンフリーとラベルに記載されて販売されています。

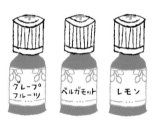

❀ 皮膚刺激に関する注意

精油成分の一部には、皮膚組織や末梢血管を刺激し、炎症、紅斑、かゆみなどを引き起こすものがあります。これを皮膚刺激といいます。本書に掲載の精油で皮膚刺激に注意が必要なのは、イランイラン、ジャスミン（アブソリュート）、ティートリー、ブラックペッパー、ペパーミント、メリッサ、ユーカリの7つです。

> **重要** **注意が必要な精油☑チェック**
> □光毒性：ベルガモット、レモン、グレープフルーツ
> □皮膚刺激：イランイラン、ジャスミン（アブソリュート）、ティートリー、ブラックペッパー、ペパーミント、メリッサ、ユーカリ

アロマテラピーを利用するための注意 ②級 ①級

❀「自己責任の原則」について

　化粧品や医薬品などを無許可で業として製造・販売することは法律で禁じられていますが（p.48 参照）、「自分で使用するために自分で作る」ことは規制されていません。精油を使ったトリートメントや手作り化粧品・入浴剤の製作などを楽しむことは、自己責任のもとで行うのが原則です。同様に、親しい友人や家族へ手作り化粧品などをプレゼントする場合は、その製作物の性質や使用法などを十分に説明し納得してもらい、「自己責任」のもとで使用してもらうことが大原則です。作ったものには製作日・用途などをラベルに明記して貼り、管理しやすくしておくことも重要です。

❀トラブルが生じた場合の注意

　精油の芳香成分を拡散させる芳香浴で気分が悪くなった場合は、すぐに使用を中止し、窓を開けるなどして適宜換気をしてください。トリートメントや手作り化粧品でかゆみや炎症などが起きた場合は、すぐに使用を中止して、大量の清潔な水で精油を洗い流してください。皮膚に赤み、刺激、発疹などの異常が見られた場合は、医療機関を受診しましょう。

❀衛生管理に関する注意

　トリートメントオイルや手作り化粧品などを製作する際は、以下のような衛生管理に注意しながら作業してください。

> ・使用器具や作業場所を清潔に保つ。
> ・手や指などをしっかり洗浄してから作業する。
> ・清潔な環境で作業する。

❀製作物の保存に関する注意

　トリートメントオイルや手作り化粧品などは、高温多湿を避け、冷暗所（夏場は冷蔵庫）に保管し、早めに使い切りましょう。保存期間の目安は以下の通りです。

> ・水が含まれるもの：1〜2週間程度。
> ・植物油などが中心のオイル、クリーム類：1か月程度。

❀希釈濃度について

　希釈濃度とは、基材の量に対して何%の精油が含まれるかを示したものです。AEAJでは、その目安をボディトリートメントの際は1%以下、フェイストリートメントの際は0.1〜0.5%以下と定めています。これはあくまでもガイドラインなので、それぞれの肌タイプや感受性、使用する時の体調、使用部位や時間帯に応じて調節します。特に顔などの敏感な部分は、ガイドラインよりもさらに低い濃度から使用するほうがよいでしょう。また、実践の前には必ずパッチテスト（p.19参照）を行って安全確認をしましょう。精油や植物油の種類、使用する方の体質や体調によっては、皮膚に合わないことがあるためです。

＜精油の滴数の計算方法＞

　植物油50mℓを使用して、希釈濃度が約1%の精油の量を求める方法は以下の通りです。これは一般的な精油ビン（1滴約0.05mℓ滴下でドロッパーつきのもの）を使用した場合の計算になります。

①　植物油50mℓに対しての1%は何mℓかを算出
　　50mℓ × 0.01 = 0.5mℓ

②　①で算出した数字を0.05mℓ（1滴）で割る
　　0.5mℓ ÷ 0.05mℓ = 10滴

　　→1%濃度では、植物油50mℓに対して必要な精油は10滴

●精油の滴数と濃度

植物油の量→				
濃度↓	10mℓ	20mℓ	30mℓ	50mℓ
0.5%	1滴	2滴	3滴	5滴
1.0%	2滴	4滴	6滴	10滴

0.5%濃度にするための精油の滴数
= （基材量 × 0.005）÷ 0.05

1%濃度にするための精油の滴数
= （基材量 × 0.01）÷ 0.05

 重要　希釈濃度☑チェック
□希釈濃度についての設問は試験に出る可能性が高いので、しっかり覚えましょう。

21

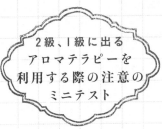

2級、1級に出る
アロマテラピーを
利用する際の注意の
ミニテスト

1 アロマテラピーは、精油を使ってホリスティックな観点から行う自然療法である。　○

2 精油は人の本来の美しさを引き出す。　○

3 精油は飲用してはいけない。　○

4 肌に精油の原液が付着した時は、よくふき取る。　×

5 精油を用いて製作したアロマスプレーは、火気の注意は不要である。　×

6 3歳以上の子どもの精油の使用量は、成人の10分の1程度から始める。　○

7 精油は、直射日光の当たる場所に保管する。　×

8 柑橘系の精油は光毒性に注意が必要なものが多い。　○

9 手作りのアロマスプレーの保存期間は1〜2週間である。　○

10 トリートメントオイルの希釈濃度は好みで決めてよい。　×

[×についての解説]

4. 手近ですぐに利用できる、大量の清潔な水で洗い流す。
5. 火気を扱う場所では、注意が必要。
7. 直射日光と湿気を避けた冷暗所に保管する。
10. AEAJでは、ボディ用のトリートメントオイルの希釈濃度の目安を1%以下、フェイス用を0.1〜0.5%以下としている。

アロマテラピーの利用法

学習のポイント
□アロマテラピーのさまざまな楽しみ方を学習します。
□それぞれの方法の特徴を知り、適切な使用方法を学びましょう。

芳香浴法 ②級 ①級

芳香浴法とは?

芳香浴法とは、精油の芳香成分を拡散させて、香りを楽しみながら心身のバランスを整える方法です。芳香浴法には4つの方法があり、ティッシュペーパーやハンカチを使って手軽に楽しむ方法もあれば、アロマスプレーを作って好きな時に香りを広げる方法もあります。また、芳香拡散器という専用器具を使うのも便利でしょう。

芳香浴法の注意点

● 使用する精油の量は、部屋の広さや、精油の香りの強さなどに合わせて調整してください。

● 同じ香りの中にいると、香りを感じにくくなります。適度に部屋の換気を行うとよいでしょう。

● 香りの感じ方には個人差がありますので、人が集まる場所で芳香浴法を行う際は、香りの強さや種類、香りのもととなるものの置き場所に気をつけましょう。

ティッシュペーパーやハンカチを使って

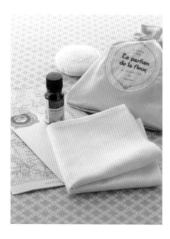

ティッシュペーパーやコットン、ハンカチなどに精油を1〜2滴つけ、香らせたい場所に置いて精油の香りを楽しむ方法です。香りの強さは置く場所の遠近で調節しましょう。自分ひとりで手軽に香りを楽しめるので、枕元やオフィスのデスク周辺に置くのもよいですし、バッグなどに入れて持ち歩くこともできます。

注意
・精油によってはシミになってしまう場合があります。ハンカチなどに精油をつける時は、目立たない部分で試してから使いましょう。

❀マグカップやボウルを使って

マグカップやボウル、洗面器などの耐熱容器に熱湯を半分ほど入れ、そこに精油を1～2滴落として香りを楽しむ方法です。蒸気とともに、すばやく香りが広がっていきます。利用する容器は、アロマテラピー専用にするとよいでしょう。

✿注意

・マグカップなどを別の用途で使う時は、よく洗ってから使いましょう。

・やけどに注意しましょう。

・子どもやペットのいる場所では、置き場所に気をつけましょう。

・精油を入れた湯を誤って飲んだりしないよう、十分に注意しましょう。

❀アロマスプレーを作って

精油を活用してアロマスプレーを手作りする方法です。シュッとひと吹きするだけで、いつでも気軽に香りを楽しむことができます。用途に合わせたスプレーを、玄関やキッチン、勉強部屋などに置いておくとよいでしょう。夜寝る前に、ベッドルームにひと吹きするのもよいですね。快適空間がすぐに出来上がります。

（材料）

（50mℓを作る場合）

・精油 3～20滴程度
・エタノール 5mℓ
・精製水 45mℓ
・耐熱性ガラス棒
・耐熱性ガラスビーカー
・遮光性スプレー容器
・ラベルシール

（作り方）

1. ガラスビーカーにエタノール5mℓを入れ、精油を3～20滴程度加えます。ビーカーで5mℓが量れない場合は、メスシリンダーを使いましょう。また、精油の滴数は使用する用途や精油の種類、部屋の広さ、好みなどによって調整しましょう。

2. ガラス棒で、よくかき混ぜてください。なお、精油の種類によっては白濁するものもあります。

3. 2に精製水45mℓを加え、よく混ぜます。

4. スプレー容器に移しましょう。

5. スプレー容器には、製作日や精油名を記入したラベルを貼っておきましょう。

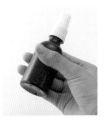

✿注意

・精油は必ずエタノールによく溶かしてから、精製水を加えましょう。

・使用する時には、必ずよく振ってから使いましょう。

・精油の濃度を1％以上にする時は、肌につけないよう十分注意してください。

❀芳香拡散器を使って

アロマディフューザーなど、市販の芳香拡散器を使って香りを広げる方法です。精油の滴数は1～5滴です。平らな安定した場所に置いて使いましょう。使用方法は、製品それぞれの取扱説明書に従ってください。

 精油の滴数☑チェック

□ティッシュペーパーやハンカチ：1～2滴　　□マグカップやボウル：1～2滴

□アロマスプレー：3～20滴　　　　　　　　■芳香拡散器：1～5滴

※50mℓを作る場合

沐浴法

❀ 沐浴法とは？

浴槽や洗面器などに湯を張り、精油を入れて全身もしくは身体の一部を浸ける方法を沐浴法といいます。手や足を浸ける場合は洗面器を使いましょう。沐浴法には精油の効果だけでなく、温熱効果やリラクセーション効果といった入浴の効果が加わるため、相乗効果が期待できます。

沐浴法の注意点

- お湯のつぎ足しの際は、やけどに注意し、いったん洗面器から手足を出して湯温を調節してから再度行いましょう。
- 精油の香りや刺激の強さによって、使用する滴数を加減しましょう。
- 精油は水に溶けないため、沐浴法で使う場合は湯によく混ぜましょう。湯に混ざりやすくするため、天然塩や植物油に混ぜてもよいでしょう。
- 皮膚に刺激を感じた場合は、すぐに洗い流しましょう。特に柑橘系、スパイス系の精油には注意が必要なので、使用する精油を少なめにしてください。
- 長時間の沐浴は身体に負担がかかることもあります。体調に合わせて行いましょう。
- お年寄りの方、既往症のある方は、42℃以上の湯で全身浴を行うと、身体への負担が増します。湯の温度に注意して入浴してください。

❀ 全身浴法とは？

浴槽（一般的な家庭用の浴槽・200ℓ）に湯を張り、精油を1〜5滴ほど入れて肩まで浸かる方法です。精油を入れたあとは、よくかき混ぜてから入浴しましょう。また、精油は天然塩や植物油に混ぜて、手作りの入浴剤として使ってもよいでしょう（p.26参照）。

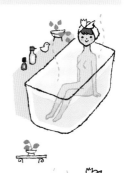

❀ 半身浴法とは？

浴槽（一般的な家庭用の浴槽・200ℓ）に湯を張り、精油を1〜3滴ほど入れてみぞおちまで浸かる方法です。精油を入れたあとは、よくかき混ぜてから入浴しましょう。また、精油は天然塩や植物油に混ぜて使ってもよいでしょう。肩まで浸かる全身浴法に比べ、心臓などの循環器系への負担が少なく、長時間、湯に浸かることができます。そのため、全身をしっかり温めるのに効果的でしょう。湯の量は、みぞおちまで浸かる程度に浅くすることがポイント。湯の温度は、長時間浸かることを想定してぬるめにしましょう。浸かっているうちに冷えを感じたら、上半身に湯をかけるのではなく、肩に乾いたタオルをかけて保温するとよいでしょう。

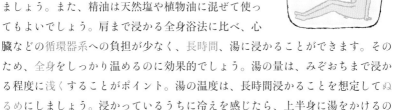

❀手浴法とは?

精油入りの湯に、手を両手首まで浸す方法です。洗面器に温度を調整しながら湯を入れ、精油を1〜3滴入れてよくかき混ぜます。湯の量は両手首まで浸かる程度です。温まったら両手を出しましょう。

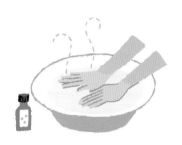

❀足浴法とは?

精油入りの湯に、両足を足首まで浸す方法です。全身の血行をよくする効果があります。洗面器に温度を調整しながら湯を入れ、精油を1〜3滴入れてよく混ぜます。湯の量は足首まで浸かる程度です。温まったら両足を出しましょう。また、湯に浸かっていない下半身にバスタオルなどをかけておくと、より温まりやすくなるでしょう。

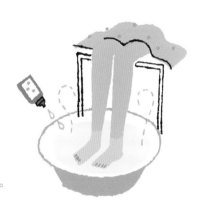

❀入浴剤

精油を使って、オリジナルの入浴剤を作りましょう。天然塩や重曹、ハチミツといった身近なもので、手軽に作ることができます。好みの香りや目的に応じて精油を選び、自分だけのバスタイムを楽しみましょう。

入浴剤の注意事項

- 浴槽のお湯に入浴剤を入れたら、全体をよくかき混ぜてから入浴しましょう。
- なるべく早く使い切りましょう。
- 浴槽によっては手作りの入浴剤を使えない場合があるので、注意しましょう。
- 入浴剤を使用したあとの湯は洗濯などに使わず、捨てるようにしてください。

重要 **精油の滴数☑チェック**
□**全身浴法**：家庭用の浴槽に1〜5滴　　□**半身浴法**：家庭用の浴槽に1〜3滴
□**手浴法・足浴法**：洗面器に1〜3滴
入浴剤☑チェック
□**天然塩**：血行をよくし、発汗を促す。　　□**重曹**：肌への湯あたりがやわらかい。
□**ハチミツ**：保湿効果が期待できる。

●ハチミツを使って

ビタミンやミネラルが豊富に含まれているハチミツを使った入浴剤は、保湿効果が期待できるでしょう。

【材料】
・精油　１〜５滴
・ハチミツ　大さじ２
・深めの小皿や小鉢など
・計量スプーン
・スパチュラ　　など

【作り方】
1. ハチミツ大さじ２杯を深めの小皿や小鉢などの容器に入れ、精油を１〜５滴加えます。
2. スパチュラなどでよく混ぜ合わせてください。
3. 湯を張った浴槽に２を入れ、全体的によくかき混ぜてください。
4. 入浴しましょう。

●天然塩を使って

天然塩を使った入浴剤は血行をよくし、発汗を促します。冷えを感じる時などに使うとよいでしょう。

【材料】
・精油　１〜５滴
・天然塩　大さじ２
・深めの小皿や小鉢など
・計量スプーン
・耐熱性ガラス棒　　　など

【作り方】
1. 天然塩大さじ２杯を深めの小皿や小鉢などの容器に入れ、精油を１〜５滴加えます。
2. ガラス棒でよく混ぜ合わせてください。
3. 湯を張った浴槽に２を入れ、全体的によくかき混ぜてください。
4. 入浴しましょう。

●重曹を使って

重曹を使った入浴剤は、肌への湯あたりがやわらかく感じられます。入浴剤以外にも、重曹は洗剤などに利用できるでしょう。

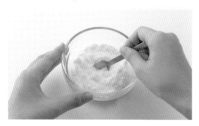

【材料】
・精油　１〜５滴
・重曹　大さじ２
・深めの小皿や小鉢など
・計量スプーン
・耐熱性ガラス棒　　　など

【作り方】
1. 重曹大さじ２杯を深めの小皿や小鉢などの容器に入れ、精油を１〜５滴加えます。
2. ガラス棒でよく混ぜ合わせてください。
3. 湯を張った浴槽に２を入れ、全体的によくかき混ぜてください。
4. 入浴しましょう。

吸入法 ②級 ①級

❀吸入法とは？

　マグカップやボウル、洗面器などの耐熱容器に熱湯を張り、精油を1〜3滴入れて立ちのぼる蒸気を吸い込む方法です。目は閉じて行います。精油の成分を鼻や口から吸入し、呼吸器系の不調を緩和します。

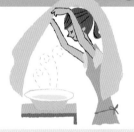

吸入法の注意点

- 精油の種類によっては、粘膜への刺激が強いものもあります。必ず目を閉じ、むせないよう、注意しましょう。
- 精油の香りや強さによって滴数を調節しましょう。
- 長時間行うことは避けましょう。
- 蒸気が刺激となってせきを誘発する場合があるので、ぜんそくの方やせきが出ている方は行わないでください。
- 熱湯によるやけどに注意しましょう。
- 使用した容器を別の用途に使う時はよく洗ってください。

フェイシャルスチーム ②級 ①級

❀フェイシャルスチームとは？

　洗面器に熱湯を張り、精油を1〜3滴入れ、その成分を含んだ蒸気を顔にあてる方法です。血流を促し、皮膚に潤いを与えることができます。精油を入れた洗面器はよくかき混ぜ、顔全体に蒸気があたる位置に調節しましょう。そしてバスタオルを頭からかぶり、蒸気が逃げないようにしてから目を閉じ、ゆっくり呼吸をします。湯の温度や蒸気の量は、バスタオルを開閉することで調節しましょう。なお、フェイシャルスチームは吸入法と同時に行うことができます。

フェイシャルスチームの注意点

- 精油の種類によっては、粘膜への刺激が強いものもあります。必ず目を閉じ、むせないよう、注意しましょう。
- 精油の香りや強さによって滴数を調節しましょう。
- 長時間行うことは避けましょう。
- 蒸気が刺激となってせきを誘発する場合があるので、ぜんそくの方やせきが出ている方は行わないでください。
- 熱湯によるやけどに注意しましょう。
- 熱く感じる時はタオルを開閉して温度や蒸気の量を調節しましょう。

アロマテラピーの基礎知識

湿布法

❀湿布法とは?

　精油を入れた湯や水にフェイスタオルや手ぬぐいなどを浸し、身体の一部にあてて温めたり冷やしたりする方法です。温めたタオルなどで温湿布を行うと、肩こりや頭痛、生理痛など慢性のトラブルへの効果が期待できます。また、冷やしたタオルなどで冷湿布を行うと、炎症や腫れのトラブルに効果があるとされています。

〔材料〕
・精油　1〜3滴
・洗面器
・手ぬぐいなど

〔作り方〕
1. 洗面器に熱湯（または水）を半分ほど張って、精油を1〜3滴入れます。
2. タオルを縦に二つ折りにして、その両端を両手でもち、中央のたるんだ部分を熱湯（または水）に浸けてください。水面に浮いた精油をすくい取るようにして付着させましょう。
3. 精油が付着した部分を内側にして、さらに二つ折りにし、ねじって水分を絞ります。
4. 適当なサイズに折りたたんだら、温めたい（または冷やしたい）身体の部分にあてます。
5. タオルの温度が冷めたら（または温まったら）取り外しましょう。

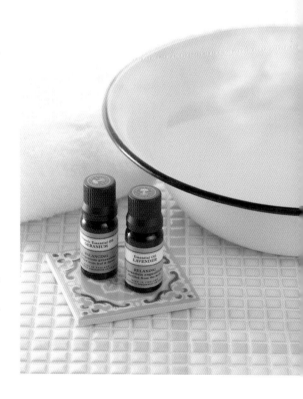

 重要　**湿布法☑チェック**
　　□ 急性のトラブルには冷湿布、慢性のトラブルには温湿布と覚えておきましょう。

湿布法の注意点

● 精油の種類によっては刺激が強いものもあるため、湿布をあてる場所や時間に注意しましょう。

● 精油の種類によっては、タオルに色が付着することもあるので注意しましょう。

● 熱湯によるやけどにも注意しましょう。

トリートメント法（ボディトリートメント・フェイストリートメント） 2級 1級

❀トリートメント法とは？

　精油の濃度を植物油で希釈して（薄めて）、身体や顔に塗る方法です。精油は直接皮膚につけることができないため、必ず希釈したトリートメントオイルを利用します（p.21 参照）。トリートメント法では、保湿、ひきしめなどの効果のほか、香りを楽しむリラクセーション効果も得られます。

❀トリートメントオイルの作り方

　精油を植物油で希釈して、トリートメントオイルを作りましょう。ボディ用とフェイス用では精油の希釈濃度が異なるので、注意が必要です。精油の滴数は30mlを作る場合、ボディ用が1〜6滴、フェイス用は1〜3滴が目安ですが、精油を入れる際に、香りの強さや好みによって調整していきましょう。

〔材料〕（30mlを作る場合）
・精油　ボディ用：1〜6滴
　　　　フェイス用：1〜3滴
・植物油　30ml
・耐熱性ガラスビーカー
・耐熱性ガラス棒
・遮光性保存容器
・ラベルシール

〔作り方〕

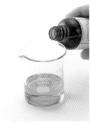 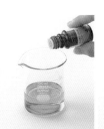 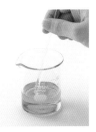 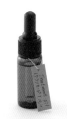

1. ガラスビーカーに植物油30mlを入れます。

2. 1に精油を加えます。用途に合わせた滴数を入れましょう。

3. ガラス棒で、よく混ぜ合わせてください。

4. 遮光性の保存容器に移し、製作日、精油名などを記入したラベルを貼りましょう。

 重要　**精油の滴数**☑**チェック**
□**トリートメントオイル**（ボディ用：1〜6滴／フェイス用：1〜3滴）※30mlを作る場合

❀セルフトリートメントの方法

　適量のトリートメントオイルを手のひらにとり、よくなじませ温めてから、トリートメントしたい部分に薄くのばしていきます。力を入れすぎず、手のひらを密着させるようにして行いましょう。手のひらや指が滑りにくくなったら、オイルを足しましょう。

　また、希釈をしていても、精油が皮膚に異常を起こすことがあります。パッチテスト（p.19参照）を行って、安全を確認してから行うとよいでしょう。皮膚の弱い人や初めてアロマテラピーを行う人は、希釈濃度に注意してください。

●足（フット）

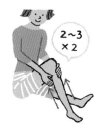

1. 足首を両手で包み込んで、まずは足の表側をひざまで2〜3回さすりましょう。さらに、足の裏側をひざ裏まで2〜3回さすってください。

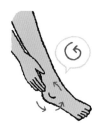

2. くるぶしのまわりを、円を描くように2〜3回さすりましょう。

●手（ハンド）

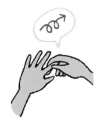

1. 親指と人差し指で反対の手の指を挟みます。つけ根から指先に向かって、らせんを描きながら1本ずつ、こすりあげてください。

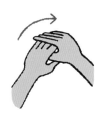

2. トリートメント後は、手全体をストレッチしておきましょう。

アロマトリートメントのメリット

アロマトリートメントでは、精油の香りとボディケアなどのトリートメントによる相乗効果が期待できます。ストレスからくる緊張をほぐし、自律神経のバランスを整え、肌をさすることにより血液やリンパ液の流れをよくし、余分な水分や老廃物の排出を促します。植物油を併用すると、美容への効果も。セルフケアを行う以外にも、サロンでのアロマセラピストによる施術を利用するなどして、体調管理やスキンケアに役立てましょう。

ビューティ＆ヘルスケア

睡眠

❀自律神経とは?

身体や脳の疲れを回復するのに欠かせない睡眠。睡眠には、自律神経が大きく関わっています。身体のコントロールを担っている自律神経は、交感神経と副交感神経に分かれており、脳や身体が活発に活動している時には交感神経が、リラックスしている時には副交感神経が優位になります。両方のバランスがとれている状態が理想ですが、ストレスなどの影響で交感神経が過剰になると、バランスが乱れてしまいます。そんな時は、精油を活用してリラックスしましょう。

❀入浴を習慣にする

毎日の入浴は、心身の疲れや緊張をほぐし、睡眠によい影響を与えます。適切な入浴で、身体の深部の温度（深部体温）が上昇し、そこから少しずつ下がっていく過程が眠りの導入につながります。寝る前に38〜40℃くらいのお湯に20分くらい全身を浸かったり、手浴、足浴を行ったりするとよいでしょう。入浴時、お湯に精油を入れることで、心地よい香りが副交感神経に働きかけ、良質な睡眠に効果的です。ただし、40℃を超える熱いお湯に入り、深部体温が高いまますぐに就寝することは避けましょう。体温が高すぎると、寝つきが悪くなります。

❀室内環境を整える

眠りの質を上げるためには、睡眠をとる時の室内環境も重要です。理想的な室内温度の目安は、夏は25〜28℃、冬は18〜23℃くらいです。湿度は50〜60％に保たれていると望ましいでしょう。また、強い光は眠りの妨げになるので避け、間接照明やアロマランプなどを使うのがおすすめです。さらに、ほのかな精油の香りを寝室に取り入れ、リラックスして眠りにつける環境を整えましょう。

●リードディフューザー

精油を容器に入れて竹串などを挿し、寝室や洗面台の近くなどに置くだけで、眠りにつく前にほのかな香りでリラックスできます。

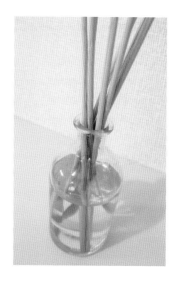

〔材料〕
・精油　50 滴
・エタノール　20㎖
・耐熱性ガラス容器
・耐熱性ガラス棒
・竹串または竹ひご
・ビーカー

〔作り方〕
1. ビーカーにエタノール20㎖を入れ、好みの精油を50 滴加えます。
2. ガラス棒でよく混ぜ合わせ、ガラス容器にうつします。
3. 適当な長さにカットした竹串や竹ひごを数本刺し込んで完成です。

●入浴剤

一日の疲れを癒す、リラックスしたバスタイムにおすすめなのは、ラベンダー精油やサンダルウッド精油などを使った入浴剤です。気分次第で、精油を混ぜて使用してもいいでしょう。

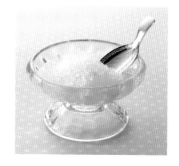

〔作り方〕
材料・作り方は入浴剤（p.26）と同様です。

 リードディフューザー☑チェック
□ほのかな精油の香りでリラックス。

❀ホメオスタシスとは?

　健康な状態の身体は、外部の環境やさまざまな変化に対し、体内環境を一定の範囲内に維持しています。これをホメオスタシス（恒常性）といいます。体内では、自律神経や内分泌系、免疫系がうまく関わり合いながらホメオスタシスを維持していますが、過剰なストレスがかかると、これらの維持が困難になり、身体の機能のバランスに悪影響を及ぼします。これを防ぎ、ホメオスタシスを維持するには、栄養・運動・休息が必要です。さらに、アロマテラピーで嗅覚から脳の視床下部に働きかけ（p.108 参照）、心と身体のバランスを整えましょう。

❀ストレスのコントロール

　怒りや不安な気持ちなど、負の感情をそのままにしておくと、ストレスにつながります。ストレスをため込まないためには、自分なりの気分転換の方法を考えるのがおすすめです。たとえば、アロマテラピーを利用した香りの活用です。お気に入りの香りを嗅ぐことで、脳にすばやくダイレクトに作用し、自宅でも外出先でも簡単に気分を変えることができます。落ち込んで不安になった時、気分を落ち着けたい時には、香りの活用でストレスをコントロールしましょう。

●アロマロールオン

　小さめの遮光性容器に入れて持ち歩けば、いつでも手軽に香りを身につけられます。手首や首筋につけて、リフレッシュしましょう。オイルの効果で乾燥予防にも役立ちます。

〔作り方〕
材料・作り方はトリートメントオイル（p.30）と同様です。

●アロマスプレー

　スプレーで香りを噴射して、深呼吸でリラックス。その日の気分に合わせてさわやかな香りややさしい香りなど、好みの精油を選びましょう。

〔作り方〕
材料・作り方はアロマスプレー（p.24）と同様です。

 ストレス☑チェック
□ホメオスタシス（恒常性）は体内環境の維持に関わる。

❀エストロゲンとプロゲステロン

　女性の心と身体に深く関わる女性ホルモンには、エストロゲン（卵胞ホルモン）とプロゲステロン（黄体ホルモン）があります。エストロゲンの働きは、骨を丈夫に保つ、血中コレステロールの増加を抑制する、皮膚や粘膜を乾燥から守るなどです。一方プロゲステロンは妊娠に欠かせない働きがあります。これらのバランスが、女性らしい容姿や心身の健康に関わっています。エストロゲンの分泌量は10歳頃から増加し、20〜30代でピークを迎え、40代後半以降から閉経前後に低下していくため、ホルモンバランスの乱れから更年期障害などの症状を引き起こすことがあります。加齢だけではなく、ダイエットによる栄養失調、出産数減少に伴う月経回数の増加、睡眠不足など、さまざまな要因から女性ホルモンが乱れ、女性特有の悩みを抱える人が増えています。

❀精油と女性ホルモン

　香りの効果により、ホルモンバランスの安定を目指しましょう。香りは脳の視床下部に届き、内分泌系に作用してホルモンバランスを整えてくれます。感情をつかさどる大脳辺縁系に香りの信号が届くと、女性ホルモンの乱れによるイライラや不安感などを抑える効果が期待できます。近年では月経痛に対し、下腹部への精油を用いたトリートメントが症状の改善に役立った症例も報告されています。また、婦人科などでのアロマテラピーの補完的な活用も注目されています。

●アロマボディオイル

　ゼラニウムやラベンダーなど、花から抽出される精油を中心にブレンドし、月経痛に悩む時に香りでリラックスしながら身体をほぐしてあげましょう。

- -

(作り方)
材料・作り方はトリートメントオイル（p.30）と同様です。

●アロマバーム

　感情の起伏に疲れてしまった時には、やさしく香るクリームタイプのアロマで休息を。手足や乾燥が気になる部分にそっと塗り広げて。

- -

(作り方)
材料・作り方はミツロウクリーム（p.37）と同様です。

 女性ホルモン☑チェック
□女性ホルモンには、エストロゲン（卵胞ホルモン）とプロゲステロン（黄体ホルモン）がある。

❀ アロマとスキンケア

古くから、さまざまな種類の精油がスキンケアに活用されてきました。ジャーマンカモミール精油は肌荒れに有効とされ、フランキンセンス精油はエイジングケアにも用いられてきたといわれています。中世ヨーロッパでは修道院内の薬草園で研究が盛んに行われ、多くの薬学療法が生まれました。この流れから、現代の自然派化粧品には、イタリアなどの修道院を起源とするものが多く残されています。古くから用いられたネロリやローズなどの芳香蒸留水は、今でもそのままスキンケアローションとして使用されています。近年では、ローズの香りが肌のバリア機能の低下を防ぎ、潤いがアップするという報告もありました。

❀ スキンローション

好みの香りの精油や、肌に合う精油を使って、オリジナルのスキンローションを作りましょう。皮膚に潤いを与えることができます。「さっぱりタイプ」と、「しっとりタイプ」があり、使用する基材が異なります。

スキンローションの注意事項

● 精油は必ずエタノールに溶かしてから、精製水などの水性の基材（p.42 参照）を加えましょう。
● 使用する時には、必ずよく振ってから使用しましょう。
● 精油の種類によっては白濁するものもあります。

（材料） (50mℓを作る場合)

さっぱりタイプ
・精油　5滴
・エタノール　5mℓ
・精製水または芳香蒸留水　45mℓ
・耐熱性ガラス棒

しっとりタイプ
・精油　5滴
・エタノール　5mℓ
・芳香蒸留水　40mℓ
・グリセリン 5mℓ
・耐熱性ガラス棒

（作り方）

1. ビーカーにエタノール 5mℓを入れ、好みの精油を 5滴加えます。
2. ガラス棒でよく混ぜ合わせてください。
3. さっぱりタイプは精製水または芳香蒸留水 45mℓを加え、再びよく混ぜ合わせてください。
しっとりタイプは芳香蒸留水 40mℓとグリセリン 5mℓを加え、再びよく混ぜ合わせてください。

 精油の滴数☑チェック
□**スキンローション**：5滴　※50mℓを作る場合

❀ミツロウクリーム

　ミツロウとは、ミツバチが巣を作る時に分泌するロウ（ワックス）のことです。ミツロウと精油を混ぜて作るミツロウクリームは、クリーム状なので携帯しやすいという利点もあります。また、ミツロウと混ぜ合わせる植物油の比率を変えれば、クリームの硬さに変化がつけられます。硬めのハードタイプはネイルケアに、またやわらかめのソフトタイプはハンドクリームやボディクリームとして利用できるでしょう。

【材料】（30gを作る場合）
・精油　3滴
・植物油　ハードタイプのクリームの場合：25ml
　　　　　ソフトタイプのクリームの場合：28ml
・ミツロウ　ハードタイプのクリームの場合：5g
　　　　　　ソフトタイプのクリームの場合：2g
・湯せん用の鍋
・耐熱性ガラスビーカー
・耐熱性ガラス棒
・はかり（1g単位で量れるもの）
・遮光性保存容器
・ラベルシール

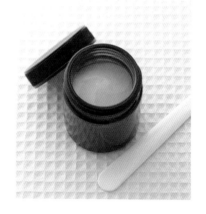

【作り方】
1. 湯せん用の鍋に、ガラスビーカーが半分程度浸る量の水を入れて、湯せんの準備をします。
2. 出来上がったクリームが固まる前に、すばやく精油を入れる必要があるので、あらかじめ3滴の精油を選びます。
3. 植物油（ハードタイプ：25ml、ソフトタイプ：28ml）と、ミツロウ（ハードタイプ：5g、ソフトタイプ：2g）をガラスビーカーに入れます。
4. ビーカーを鍋に入れ、弱火で湯せんにかけてミツロウを溶かしましょう。
5. ミツロウが完全に溶けたら、ガラス棒でよく混ぜ合わせてください。混ぜ終わったら火を止めて、鍋からビーカーを取り出します。
6. 1分程度待って粗熱がとれたら、クリームが固まる前にすばやく精油を3滴加えます。固まる速さは季節や室温によって異なるため、注意しましょう。
7. ガラス棒で、手早く静かに混ぜ合わせてください。
8. すぐに遮光性保存容器に移し、固まるまでフタをせずに置いておきます。
9. 完全に固まったら、フタをして製作日や精油名などを記入したラベルを貼っておきましょう。

注意
・湯せんをする時や、鍋からビーカーを取り出す際には、ビーカーの中に鍋の湯や水滴が入らないよう、十分に注意しましょう。
・湯せんをする時には、やけどに注意しましょう。
・使っている用具にミツロウが付着した場合は、固まらないうちにティッシュペーパーなどでふき取りましょう。

> **重要**　**ミツロウクリーム☑チェック**
> □**ハードタイプのクリーム**：植物油 25ml、ミツロウ 5g
> □**ソフトタイプのクリーム**：植物油 28ml、ミツロウ 2g　※30mlを作る場合

❀クレイパック

　クレイとは粘土のことです。クレイを使ったパックは、余分な皮脂や毛穴の汚れを吸着し、取り除く効果があります。

　手作りのクレイパックの特徴は、混ぜ合わせる芳香蒸留水やクレイの量によって、好みの硬さに調整できることです。しかし、クレイの種類やクレイパックを行う季節によって、適切なクレイの量と芳香蒸留水の量が変わってくるので、その都度調節しましょう。

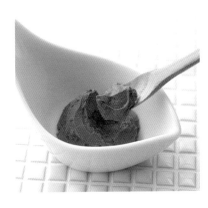

〔材料〕（パック1回分）
・精油　3滴
・クレイ（モンモリロナイト）　大さじ3
・芳香蒸留水　大さじ2
・深めの小皿や小鉢など（直径5〜6cm）
・計量スプーン
・スパチュラ

〔作り方〕
1.深めの小皿や小鉢などに、芳香蒸留水を大さじ2杯入れます。
2.クレイを大さじ3杯加え、クレイに水分が浸透するまで、10分程度置いておきます。
3.10分程度経過したら、精油を加えスパチュラで軽く混ぜ合わせてください。
4.全体が混ざったら完成です。保存はせずに、1回で使い切りましょう。

❀クレイパックの使い方

1.顔の中心から外側に向かって、指の腹でやさしく顔全体に押し広げます。目や眉毛、口まわりは避けましょう。厚さは肌が隠れる程度です。
2.顔の端の部分が少し乾き始めたら、ぬるま湯でやさしく洗い流してください。
3.パックを洗い流したあとは、必ず化粧水などで肌を整えましょう。

🌙注意
・パックをする前には必ず洗顔をし、清潔な肌にパックをしてください。
・クレイパックは、乾きすぎると洗い流す時に肌に負担がかかります。洗い流すタイミングに注意しましょう。
・皮膚に異常や違和感を感じた場合は、すぐに洗い流しましょう。

そのほかに、身体の不調やストレスなどのつらさをやわらげる、日々のお悩み別のレシピを紹介します。

●鼻づまり・喉のケア

鼻が詰まっている時や、喉の調子をよくしたい時は、吸入法を試してみましょう。呼吸器系のケアにおすすめの精油を使って、鼻や喉をリフレッシュしましょう。

(おすすめのレシピ)
・吸入法
　(p.28 を参照)

(おすすめの精油)
・ジャーマンカモミール
・ティートリー
・ユーカリ

●肩こり

こりかたまった筋肉をほぐすには、湿布法で患部を温めるのがおすすめです。血行を促す作用がある精油を活用して、温めながらかたくなった筋肉をほぐしましょう。

(おすすめのレシピ)
・湿布法
　(p.29 を参照)

(おすすめの精油)
・スイートマージョラム
・ラベンダー
・ローズマリー

●集中力

すっきりとした香りの精油は集中力を高めるのに役立ちます。気軽にできるリードディフューザーや吸入法で取り入れるのがいいでしょう。香りで作業効率をアップさせて。

(おすすめのレシピ)
・吸入法　(p.28 を参照)
・リードディフューザー
　(p.33 を参照)

(おすすめの精油)
・スイートオレンジ
・ペパーミント
・ローズマリー

●風邪予防

風邪をひきにくくするには、ストレスをためずに、免疫力を上げていくことが効果的でしょう。抗菌作用のある精油を使って、アロマスプレーを空間やマスクに吹きかけておくと◎。

(おすすめのレシピ)
・アロマスプレー
　(p.24 を参照)

(おすすめの精油)
・ティートリー
・ペパーミント
・ユーカリ
・ラベンダー

●冷え・疲労

身体が冷えてしまったり、疲労がたまっている時は、バスタイムに精油を取り入れましょう。ゆっくりと入浴し、血液循環を促進します。リラックスできる精油をセレクトしましょう。

(おすすめのレシピ)
・入浴剤
　(p.26 を参照)

(おすすめの精油)
・ジュニパーベリー
・スイートオレンジ
・スイートマージョラム

●不安・緊張

不安な気持ちになったり、何かに緊張して落ち着かないときは、芳香浴法でリラックス。ハンカチなどに気持ちを静める効果のある精油をつけて、持ち歩くのもおすすめです。

(おすすめのレシピ)
・芳香浴法
　(p.23 を参照)

(おすすめの精油)
・フランキンセンス
・ベルガモット
・ラベンダー
・レモン

アロマテラピーに使われる基材

学習のポイント
□精油とともに使用する基材について、その種類と特徴を
理解しましょう。

アロマテラピーの基材と種類

❁基材について

　精油は植物から芳香物質だけを集めて取り出しているため、植物の中にある時よりも濃度が濃い状態になっています。そのまま使うと刺激が強いので、トリートメントや手作り化粧品など、使用する際には安全な濃度に希釈することが大事です。精油を希釈する時に使う材料は「基材」と呼ばれます。基材選びもアロマテラピーの楽しさのひとつです。基材それぞれの特徴と性質を理解し、使用目的や体質・体調に適したものを選びましょう。

❁基材の種類

　基材は「植物油」「水性の基材」「そのほかの基材」に分けられます。植物ロウのホホバ油やそのほかの基材のミツロウなどは、精製されたものと未精製のものがあります。精製の度合いで色や香り、使用感などが違うため、注意しましょう。

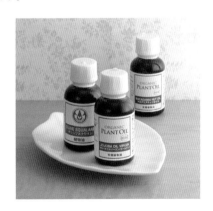

❁植物油

　キャリアオイルやベースオイルなどとも呼ばれています。精油は親油性で油となじみがよく、また植物油は皮膚への浸透性が高いので、アロマテラピーではトリートメントオイルやミツロウクリームなどを作る際に植物油が使われます。

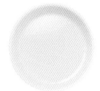

アルガン油

[分類] 植物性油脂
[原料の科名] アカテツ科
[原料] アルガンツリーの種子
[特徴] モロッコ南西部に生息するアルガンツリーの種子を低温圧搾して採取する。100kg の実からわずか 1ℓ ほどしか採れない希少なオイル。人間の皮脂成分に近いビタミン E を多く含み抗酸化作用が高い。

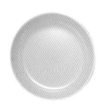

スイートアーモンド油

[分類] 植物性油脂
[原料の科名] バラ科
[原料] スイートアーモンドの種子
[特徴] 主要成分は肌なじみの良いオレイン酸。古くから化粧品の材料として広く使われている。よくのびて扱いやすく、どんな肌質にも合う。

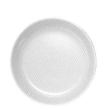

オリーブ油

[分類] 植物性油脂
[原料の科名] モクセイ科
[原料] オリーブの果実
[特徴] 主要成分はオレイン酸。美容・医療の分野で幅広く使用される。専門ショップのほか、薬局などでも手に入る。皮膚への浸透性、保湿効果が高い。ビタミン A、E が豊富。

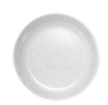

マカデミアナッツ油

[分類] 植物性油脂
[原料の科名] ヤマモガシ科
[原料] マカデミアナッツの種子
[特徴] 主要成分はパルミトレイン酸。肌への浸透が良くスキンケア用としてよく使われている。酸化しにくい。

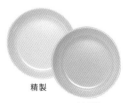

精製

未精製

ホホバ油

[分類] 植物ロウ（植物性ワックス）
[原料の科名] ホホバ科（シムモンドシア科）
[原料] ホホバの種子
[特徴] 砂漠に生育するホホバの種子から採れる植物ロウ（植物性ワックス）。精製されたものと未精製のものがある。保湿効果が高く、よくのびるので扱いやすい。低温で固まるが、常温で元に戻る。

❀ 水性の基材

　精製水や蒸留水、芳香蒸留水などのことです。アロマテラピーではスキンローションやアロマスプレーを作る際に使われます。

名称		特徴
エタノール （エチル 　アルコール）		精油を水と混ぜたい時に利用する。精油は水にほとんど溶けないが、エタノールに溶かしたあとならば比較的よく混ざる。その際白濁する場合があるが、問題はない。アロマテラピーでは、エタノールやアルコール度数の高いウォッカなどを使用。エタノールは薬局などで入手できる。
グリセリン		グリセリドという油脂から採れる無色透明の液体。保湿成分があるといわれる。水やエタノールによく溶けるので、スキンローションやクリームなどの基材として利用する（p.36 参照）。また、植物性のものもある。専門ショップや薬局などで入手できる。
芳香蒸留水		芳香蒸留水とは、精油を水蒸気蒸留法（p.101 参照）で製造する際に、同時に得られる水のこと。ローズ、ラベンダー、オレンジフラワー、カモミールなどの芳香蒸留水が市販されている。わずかに水溶性の芳香成分などが溶け込んでいる。
水 （精製水、 　蒸留水、 　飲料水、 　水道水）		精製水や蒸留水とは、純度が高く、不純物が極めて少ない水のこと。薬局などで手に入る。また、アロマテラピーでは市販されている水道水や飲料水なども使用できる。いずれも直射日光の当たらない冷暗所（冷蔵庫など）に保管し、開封後はすみやかに使用する。

❀ そのほかの基材

　保湿作用のあるもの、抗菌作用のあるものなどさまざまです。それぞれの特性を生かしてアロマテラピーに利用します。

名称	特徴

ミツロウ
（ビー
ワックス）

精製

未精製

ミツロウとは、ミツバチが巣を作る時に分泌する動物ロウ（動物性ワックス）のこと。抗菌・保湿作用がある。ミツロウクリーム、アロマキャンドルなどの基材として利用する。色や香りを取り除いた精製タイプと未精製タイプがある。クリームを作る際は、ミツロウの使用量でクリームの硬さを調整できる（p.37 参照）。

クレイ

カオリンやモンモリロナイト（モンモリオナイト、モンモリヨナイト）などの粘土。吸着、収れん（ひきしめ）作用などがあり、皮脂や汗、汚れなどを取り除く。アロマテラピーでは、パックなどの基材として利用する（p.38 参照）。

天然塩

ミネラルを含んだ天然の塩で、精製されていないもののこと。発汗作用があり、バスソルトなどの基材として利用する（p.27 参照）。

重曹
（炭酸水素
ナトリウム、
重炭酸
ナトリウム）

無臭、白色の粉末。弱アルカリ性の性質をもつため、酸性の汚れを中和させる働きがある。医薬品、食用、工業用の3つの種類があり、アロマテラピーでは医薬品を使用する。皮膚をなめらかにする効果があるため、入浴剤に入れると湯あたりをやわらげる。アロマテラピーでも、入浴剤などの基材として利用する（p.27 参照）。

ハチミツ

ミツバチが集めた花の蜜が、巣の中で貯蔵される過程でできたもののこと。保湿作用、抗炎症作用などがあるといわれている。パック、クリーム、入浴剤などの基材として利用する（p.27 参照）。

シアーバター

西アフリカから中央アフリカに生息するアカテツ科のシアーバターノキの実から採れるバター状の油脂。現地で古くからやけど、筋肉痛治療などに用いられてきた。皮膚に浸透しやすく、蒸発しにくいので保湿クリームの基材に適している。

重要

基材の用途 ☑チェック
- ☐**エタノール**：精油を水と混ぜやすくする。
- ☐**グリセリン**：スキンローションなどを作る。
- ☐**天然塩**：バスソルトなどを作る。
- ☐**重曹**：入浴剤などを作る。
- ☐**ミツロウ（ビーワックス）**：ミツロウクリーム、アロマキャンドルなどを作る。
- ☐**クレイ**：パックなどを作る。
- ☐**ハチミツ**：パック、クリーム、入浴剤などを作る。
- ☐**シアーバター**：保湿クリームなどを作る。

アロマテラピーに使われる用具

学習のポイント

□アロマテラピーを楽しむためには、基材と同様、用途に合わせて
適切な用具を使うことも重要なポイントです。
利用目的に合わせて、揃えていきましょう。

アロマテラピーの用具と種類 2級 1級

❀用具の選び方

　身近なもので代用できる場合もありますが、よりアロマテラピーを楽しむため
には、アロマテラピー専用の用具を揃えておいたほうがよいでしょう。湯を使っ
たり湯せんにかけたりする場合もあるので、用具や容器などは必ず耐熱性のもの
を選びます。また、精油の使用による劣化を防ぐために、ガラス製や陶器製、ス
テンレス製のものなどを使用しましょう。

❀用具の手入れ

　用具は常に清潔にしておきます。使い終わったものは中性洗剤で洗い、乾燥さ
せて保管しましょう。耐熱性ガラスビーカーや耐熱性ガラス棒、深めの小皿や小
鉢、遮光性保存容器などは、一度洗ったあと、さらに煮沸消毒やアルコール消毒
をしてから乾燥させます。

　また、アロマテラピーでは芳香浴法のひとつとして、電気式やキャンドル式の
芳香拡散器を使用する場合もありますが、どの器具を使うにしても、それぞれの
取扱説明書をよく読んで手入れや保管をしましょう。

❀用具の種類

　アロマテラピーで使用する主な用具です。ここでは14種類の例を挙げていま
す。それぞれの用途や特徴を理解して揃え、使用するようにしましょう。

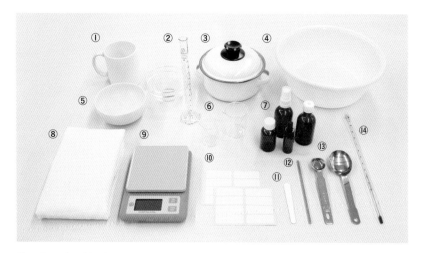

①マグカップ、ボウルなど
吸入法、芳香浴法で使う。必ず耐熱性のものを選ぶ。

②メスシリンダー
ビーカーでは量れない少量のものを正確に量る時に使う。20㎖用、または30㎖用程度のものが便利。

③鍋
ミツロウクリームなどを作る際に使用。基材を湯せんにかける際に使う。

④洗面器
手浴法や足浴法、フェイシャルスチームに使用。深さやサイズは、手浴法では両手首まで、足浴法では足首まで浸かるものを確認して選ぶ。

⑤深めの小皿、小鉢など
入浴剤やパックなどの材料を混ぜ合わせる時に使う。

⑥耐熱性ガラスビーカー
基材などを計量したり、精油と基材を混ぜたりする時に使う。30㎖用と50㎖用など、違うサイズのものを揃えておくと便利。プラスチック製もあるが、精油によって溶けたり劣化したりする可能性があるので、ガラス製のものを選ぶ。

⑦遮光性保管容器
紫外線を遮断して内容物の劣化を防ぐ、色つきの容器。精油、植物油などの基材、トリートメントオイル、手作り化粧品の保管に使用する。プラスチック製もあるが、精油によって溶けたり劣化したりする可能性があるので、ガラス製のものを選ぶ。

⑧タオルや手ぬぐい、バスタオル
沐浴法、湿布法、フェイシャルスチームなどで使用。目的に応じて選ぶ。

⑨はかり
ミツロウなど、固形のものを量る時に使う。1g単位で量れるデジタルスケールが便利。

⑩ラベルシール
内容物の情報（アイテム名、製作日、精油名など）を記入し、保存容器に貼る。

⑪スパチュラ
材料を混ぜ合わせたり、ビーカーなどから内容物を保存容器へ移し替えたりする時に使う。パックやクリームを皮膚に塗る時にも利用できる。

⑫耐熱性ガラス棒
精油や基材などを混ぜる時に使う。15～20cmくらいのものを用意する。

⑬計量スプーン
クレイ、バスソルトなど少量のものを量る時に使う。小さじと大さじがあると便利。

⑭温度計
湯の温度を測る時に使う。

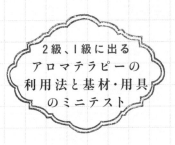

2級、1級に出る
アロマテラピーの
利用法と基材・用具
のミニテスト

1 芳香浴法は精油を拡散し、香りを楽しむ方法である。　○

2 精油は浴槽の湯にはよく溶ける。　×

3 体調がすぐれない時は、長時間の沐浴が効果的である。　×

4 吸入法は、循環器系の不調緩和に効果がある。　×

5 精油の保存容器は、透明のものがよい。　×

6 ハチミツにはホルモン調節作用がある。　×

7 精油を希釈する材料を「基材」と呼ぶ。　○

8 スイートアーモンド油は、バラ科のスイートアーモンドの
　　種子から採れる。　○

9 ホホバ油の原料は、ホホバの種子である。　○

10 精油の色は、すべて無色である。　×

[×についての解説]

2. 精油は水や湯には溶けにくい。
3. 長時間の沐浴法は身体に負担をかける。
4. 吸入法は呼吸器系の不調を緩和する。
5. 色つきで遮光性のガラス容器が適している。
6. 保湿作用、抗炎症作用があるといわれる。
10. 色のついた精油もある。

アロマテラピーに関する法律

学習のポイント
□アロマテラピーに関係する法律の概要を理解しましょう。
□アロマテラピーを生活に取り入れる際、どんな行為をすると
　法律に抵触する可能性があるのか理解しましょう。

気をつけるべき法律とは

❀安全にアロマテラピーを楽しむために

　アロマテラピーを実践する際には、いくつかの法律が関わってきます。自分ひとりや身近な人とだけ楽しむ場合でも、それぞれの法律の概要や、注意すべきポイントを理解しておくことが大切です。

　アロマテラピーに関する法律は、知っておきたい法律が1つと、そのほかの法律が6つあります。しっかりと法令を遵守してアロマテラピーを行いましょう。

<アロマテラピーを楽しむために知っておきたい法律>
・医薬品医療機器等法
(医薬品、医療機器等の品質、有効性及び安全性の確保等に関する法律)

<そのほかのアロマテラピーに関する法律>
①製造物責任法(PL法)
②景品表示法(不当景品類及び不当表示防止法)
③消防法・各市町村が定めている火災予防条例
④あん摩マツサージ指圧師、はり師、きゆう師等に関する法律
⑤医師法
⑥獣医師法

❀医薬品医療機器等法

　正式名称は「医薬品、医療機器等の品質、有効性及び安全性の確保等に関する法律」といいます（以下「医薬品医療機器等法」と表記）。平成26年11月に薬事法が改正・施行された法律です。この法律は医薬品、医薬部外品、化粧品、医療機器、再生医療等製品の製造、製造販売（市場への出荷・流通）、販売や、それらの取り扱いについて規制するものです。

　精油は医薬品や医薬部外品、化粧品と混同されやすいため、この法律との関わりを学び、扱いに注意しましょう。

　アロマテラピーで使用する精油は、医薬品医療機器等法における「医薬品」「医薬部外品」「化粧品」のいずれにも該当せず、雑品（雑貨）扱いになります。

　また、医薬品医療機器等法には以下のような禁止事項があります。

禁止事項

①精油の効能・効果をうたう

たとえば「ラベンダー精油は不眠症に効果がある」「カモミール精油は保湿作用がある」などとうたって精油を販売・授与すると、「無承認無許可医薬品等の販売・授与」として、医薬品医療機器等法違反になります。

②行政の許可なしに、業として化粧品を製造する

製造業の許可を受けていないまま、業として化粧品の製造（小分けを含む）を行うと、化粧品の「無許可製造」として医薬品医療機器等法違反になります。医薬品や医薬部外品も同様です。
（医薬品医療機器等法　第13条）
※販売についても同様

重要 医薬品医療機器等法☑チェック
□禁止事項
・精油の効能・効果をうたう。
・行政の許可なしに、業として化粧品を製造・販売する。

❀ 手作り化粧品をプレゼントする時は

手作り化粧品を家族や友人にプレゼントする場合、「業として」の扱いにはならず、医薬品医療機器等法の規制を受けないものと考えてよいでしょう。ただし、化粧品店やドラッグストアなどで販売されている医薬品医療機器等法の適用を受けた化粧品とは異なり、品質や安全性に裏づけがないことを相手に説明し、注意を促す必要があります。また、相手が手作り化粧品を使用したことでトラブルが生じた場合、プレゼントした側が損害賠償（民法709条）や過失傷害（刑法209条）の責任を問われる可能性もあることを理解しておきましょう。

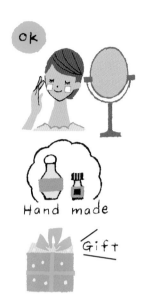

そのほかのアロマテラピーに関する法律

❀ プロフェッショナルな資格の知識

次に取り上げる法律は、アロマテラピーアドバイザー、アロマテラピーインストラクター、アロマセラピストなど、AEAJが認定するプロフェッショナルな資格を取得する際に詳しく学ぶものです。しかし、アロマテラピーを実践していくならば、やはり知っておきたい法律なので、簡単に内容を押さえておきましょう。取り上げるのは「製造物責任法（PL法）」「景品表示法」「消防法」「あん摩マッサージ指圧師、はり師、きゅう師等に関する法律」「医師法」「獣医師法」の6つです。これらはアロマテラピーグッズを販売したり、アロマテラピートリートメントの施術を行ったりする場合に深く関わる法律となります。

❀ 製造物責任法（PL法）

消費者が製造物の欠陥によって損害を生じたことを明らかにすれば、製造業者や輸入業者に対して、直接損害賠償責任を求めることができるようにした法律です。たとえば、精油ビンのキャップがうまく閉まらず、精油がこぼれて衣服や家具が汚れてしまった場合には、精油を購入した販売店に対しては民法上の責任を、精油の製造業者や輸入業者に対しては製造物責任法上の責任を問うことができます。

❀景品表示法（不当景品類及び不当表示防止法）

　事業者が、消費者を意図的に誘導する行為を制限・禁止する法律です。具体的には、実際のものよりも著しく優良な品質や有利な価格を表示したり、過大な景品類を提供したりする行為を指します。消費者も「最高品質の精油」などという表示をすぐに信じるのではなく、店の人やアロマテラピーの専門家に質問をしたり、自分で文献を調べたり、実際に何度も使用したりして、自分に合ったものやサービスを見つけましょう。

❀消防法・各市町村が定めている火災予防条例

　火災予防や危険物の貯蔵・取り扱いなどについて定めている法律・条例です。指定数量以上の危険物を貯蔵所以外で貯蔵したり、製造所や貯蔵所、また取扱所以外で取り扱ったりすることを禁じます。ただし、個人が楽しむ程度の精油量であれば、法的な規制は受けません。揮発する特性をもつ精油は、火気に近づけると引火する可能性が高いため、アロマキャンドルを利用する場合などは、保管・取り扱いに十分な注意が必要です。

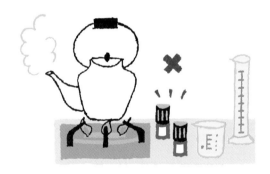

❀あん摩マツサージ指圧師、はり師、きゆう師等に関する法律　（略称：あはき法）

　あはき法では、あん摩、マッサージ、指圧、はり、きゅうなどの医業類似行為を、免許のない人が業として行うことを禁じます。マッサージはアロマテラピートリートメントに似た行為ですが、マッサージを業として行うには、あん摩マッサージ指圧師という国家資格が必要です。

❀医師法

医師の免許制度、業務上の義務などを定め
ている法律です。医師法では、医師以外の人
が診療を行うことを禁じます。たとえば、ア
ロマトリートメントを家族や友人に行う場合
は、相手の心身の健康状態がわかったとして
も、その症状から病名を診断したり、治療と
紛らわしい行為をしてはいけません。もちろ
ん、医薬品の認可を受けていない精油を、ま
るで薬のように使用することもできません。

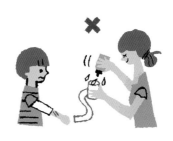

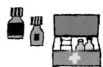

❀獣医師法

獣医師の免許制度、業務上の義務などを定めている法律です。獣医師法では、
獣医師以外の者が飼育動物に診療行為をすることを禁じています。ただし、ケア
やトリミングなどは国家資格が必要なものではないので、この分野でアロマテラ
ピーを行うことは法律には抵触しません。

昨今は犬や猫などのペットを対象
にしたアロマテラピー商品が登場し
ており、ペットにアロマテラピーを
行う機会も増えました。しかし、動
物の身体の仕組みは人間とは異なり
ます。人間のひとりよがりの考えで、
ペットにアロマテラピーを行わない
よう注意しましょう。

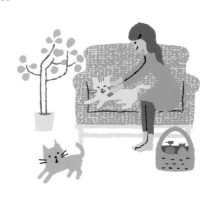

重要 アロマテラピーに関する法律☑チェック

□**アロマテラピーを楽しむために知っておきたい法律**
・医薬品医療機器等法

□**そのほかのアロマテラピーに関する法律**
・製造物責任法（PL法）
・景品表示法（不当景品類及び不当表示防止法）
・消防法
・あん摩マツサージ指圧師、はり師、きゆう師等に関する法律
・医師法
・獣医師法

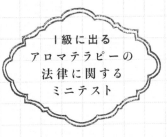

1級に出る
アロマテラピーの
法律に関する
ミニテスト

1	精油は医薬品である。	✕
2	「ラベンダーに安眠効果がある」と表示して精油を販売することは、医薬品医療機器等法に違反する。	◯
3	化粧品を製造販売するには許可が必要である。	◯
4	自分が使用するために、自分で化粧品を作ることは法律違反ではない。	◯
5	精油や植物油は販売用に保管してもよい数量が消防法・各市町村の火災予防条例で定められている。	◯
6	消費者は製造業者に損害の責任を求められない。	✕
7	景品表示法とは、消費者を意図的に誘導する行為を制限・禁止する法律である。	◯
8	あん摩マッサージ指圧師の免許のない人がサロン等でマッサージ行為をすることは法律で禁止されている。	◯
9	医師の資格がなければ、診療行為はできない。	◯
10	動物の診療行為をすることに規制はない。	✕

[✕についての解説]

1. 精油は雑品（雑貨）扱いであり、医薬品医療機器等法の規制対象外。
6. 製造物責任法では、直接責任を問うことができる。
10. 獣医師免許のない者が動物へ診療を行うことは獣医師法に違反する。

アロマテラピーと地球環境

地球環境とその問題 2級 1級

●環境問題が及ぼす影響

アロマテラピーに使用する精油は、植物から得られる限りある資源のひとつです。しかし、現状その植物が置かれている環境はとても厳しく、自然破壊がすすめば、将来的にはアロマテラピーを楽しむことが難しくなることもあるかもしれません。メディアでもよく取り上げられる環境問題としては、地球温暖化や酸性雨が挙げられます。地球温暖化による異常気象が頻発すると、植物の生育環境の悪化につながります。また、精油の原料植物の主産地であるアフリカや中東地域では、人口増加や紛争に伴う自然破壊が急速にすすみ、希少な植物の乱獲なども懸念されています。アロマテラピーを楽しむ上で、これらの地球環境の問題とも向き合っていく必要があるのです。

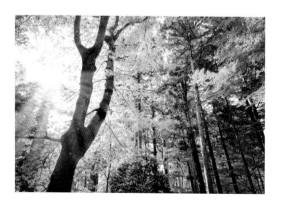

❁レッドリストに指定される絶滅危惧種

　精油の原料植物の中には、高値で取引される香木、建材、家具、楽器の材料などのために大量に伐採され、絶滅の危機にさらされているものがあります。IUCN（国際自然保護連合）では、絶滅のおそれがある野生の動植物に対し、「レッドリスト」として絶滅危惧種に指定することで、国際取引を制限したり、禁止したりしています。ワシントン条約会議で採択されることで決定するレッドリストに指定されている動植物は、なんと約2万種以上。ただし、木を切らなくても、樹脂を採取するために樹皮に切り込みを入れることで樹木が弱り、腐ってしまうこともめずらしくありません。このようなことから、レッドリスト対象外の種も、各国政府により、伐採・輸出の規制やプランテーション化がすすめられ、植物保護へ動いている状況です。

❁規制されている原料植物

　政府により管理されている原料植物として、日本では白檀の名前で古くから親しまれているサンダルウッドがあります。お香や仏具、建材などに活用されてきた香木ですが、世界中で人気が高いインドのマイソール産のサンダルウッドは保護森林となったため、伐採に規制がかかりました。その影響から、輸出にも厳しい規制がかけられています。そのほかにも、アガーウッド、ローズウッドは絶滅危惧種に指定され、植樹がすすめられています。しかし、樹木の中には成長に20年から長いもので100年以上を要するものもあり、植樹活動は簡単な道のりではありません。これらの植物を守りながら、計画的に利用していくことが求められているのです。

●サンダルウッド
（インド政府による管理下にある）

　人気が高いインド産に輸出規制がかかったため、近年はインド産に香りがよく似たオーストラリア産の流通量が増えています。

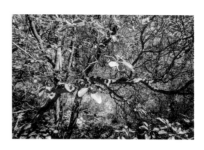

●アガーウッド（絶滅危惧種）

　主な産地はベトナム、インドネシア、インドなど。別名沈香樹（じんこうじゅ）と呼ばれ、香木として長い間利用されてきました。最高級のものは「伽羅（きゃら）」と呼ばれ、高値で取引されていたため、大量伐採がすすみ、絶滅危惧種となりました。産地や各国のボランティアによって植樹活動が行われています。

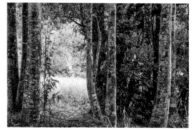

●ローズウッド（絶滅危惧種）

　香料や建材として人気が高く、ブラジル政府によって1930年代に伐採が規制されました。現在、許可がなければ伐採、移動、輸出はできません。植樹も行われていますが、採油が採取できるくらいまで成長するには20年ほどの時間がかかるといわれています。近年では木を守るために木部ではなく枝葉から精油を抽出する方法も行われています。

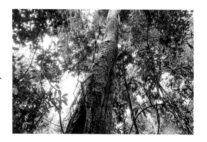

アロマ環境と未来への取り組み ②級 ①級

✿アロマ環境と香育

　AEAJ では、精油や精油を取り巻く植物、自然との豊かな共存を目指し、「自然の香りある豊かな環境」を「アロマ環境」と名づけて、さまざまな活動に取り組んでいます。この活動は、アロマ環境を守る（保全）、育てる（創造）、楽しむ（活用）という３つの観点から行われ、そのひとつに「香育」があります。香育は、子どもたちに向けた香りの体験教育のことで、五感のひとつである「嗅覚」に意識を向けて、豊かな感性や柔軟な発想力を身につけるとともに、人と植物の関わりや自然教育の大切さを伝えるために行われています。

✿未来のアロマ環境のためにできること

　未来の地球環境を改善するために、私たちひとりひとりができることは何でしょうか。たとえば、ものを大切に使う、無駄なものをなくすなどの日々心がけられることから、花や草木を育てること、精油や原料植物への理解を深め、環境問題への意識を高めることなど、身近なことから始めていくことが大切です。アロマテラピーを行う際は、希少な精油は避けて似た香りや成分の精油を使う、木部の伐採を必要としない、枝葉から抽出される精油を選ぶことも考えてみましょう。一方で、絶滅危惧種などの精油の使用をすべて控えるのではなく、計画的に植樹・管理された農園の植物や代替植物の製品を使うことも、原産地への支援につながります。

✿AEAJの環境への取り組み

　そのほかの AEAJ の環境への取り組みとして、自然と環境を大切にする人を増やす「環境カオリスタ検定」の実施や、環境省主催の「みどり香るまちづくり企画コンテスト」の共催、住みよい環境を作るための「かおりの樹木・草花」を用いた企画コンテストの実施など、さまざまな環境、まちづくりへの支援を行っています。

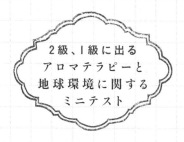

2級、1級に出る
アロマテラピーと
地球環境に関する
ミニテスト

1 「自然の香りある豊かな環境」を、AEAJ では
「アロマ環境」と呼ぶ。 ○

2 地球温暖化は異常気象の頻発や植物の生育環境の
悪化を引き起こす。 ○

3 植物の原産地であるアフリカなどでは、自然破壊が
すすんでいる。 ○

4 絶滅危惧種に指定されたもののリストをレッドリストという。 ○

5 レッドリストに指定された動植物は約 2000 種ある。 ✕

6 絶滅危惧種以外の植物は保護されていない。 ✕

7 サンダルウッドはインド政府により輸出規制されている。 ○

8 アガーウッドは絶滅危惧種に指定されている。 ○

9 ローズウッドから精油を抽出できるまでには 20 年近い
年月がかかる。 ○

10 「アロマテラピーが広く行われている環境」を
「アロマ環境」という。 ✕

[✕ についての解説]

5. レッドリストに指定された動植物は約 2 万種以上。

6. レッドリスト以外にも、各国で政府により伐採や輸出が禁止されている植物がある。

10. 「自然の香りある豊かな環境」を「アロマ環境」という。

アロマテラピーの基礎知識　練習問題　2級　1級

1　レッドリストについて誤っているものを1つ選びなさい。

A　各国の政府が絶滅危惧種として指定したものである。
B　指定されている動植物は約2万種以上ある。
C　ワシントン条約会議で採択されて決定する。
D　アガーウッドやローズウッドが指定されている。

2　就寝する時の芳香浴法として、誤っているものを1つ選びなさい。

A　電気式芳香拡散器を使用する。
B　精油を1滴つけたティッシュペーパーを枕元に置く。
C　キャンドル式芳香拡散器を使用する。
D　精油を使って作ったスプレーで、部屋に香りを拡散させる。

3　全身浴法について正しいものを1つ選びなさい。

A　浴槽に精油の原液を入れ、湯に混ざらないようにして、
　　そのまま静かに入浴する。
B　精油を天然塩に混ぜて使用する。
C　子どもも大人と同じ滴数の精油を使用する。
D　体調と関係なく行うことができる。

4　手浴法について正しいものを1つ選びなさい。

A　使用する精油は10滴である。
B　手のみが温まる。
C　湯に落とした精油をすくうようにして行う。
D　お湯をつぎ足す時は、一度洗面器から手を出して注ぐ。

5　吸入法について正しいものを1つ選びなさい。

A　精油成分を鼻や口から吸入する方法である。
B　循環器系の不調を緩和する。
C　せきが出る時に行うとよい。
D　長時間行うと良い。

解答と解説

1.	A	レッドリストはIUCN（国際自然保護連合）によって絶滅危惧種として指定されたものである。
2.	C	キャンドル式芳香拡散器は、就寝する時やその場を離れる時は必ず火を消す。A、B、Dは就寝する時でも行ってよい芳香浴法。
3.	B	全身浴法は浴槽に湯を張り、精油を1～5滴入れてよくかき混ぜ、肩まで浸かる。長時間の入浴は身体に負担がかかる場合もあるので、体調を考慮して行う。
4.	D	精油を1～3滴使用し、深めの洗面器で両手首まで湯に浸し、温める。湯が冷めたら、やけどに注意しながら、一度手を抜き用意したつぎ足し用の熱い湯で温度調節する。
5.	A	蒸気の刺激がせきを誘発するおそれがあるので、せきやぜんそくの症状があるときには吸入法を行わない。また、長時間行うことは避ける。

1 植物性ワックスに分類される基材で、正しいものを1つ選びなさい。

A マカデミアナッツ油
B ホホバ油
C オリーブ油
D ミツロウ

2 ミツロウについて正しいものを1つ選びなさい。

A ビーワックスとも呼ばれる。
B スズメバチが巣を作る時に分泌する。
C ローションの基材に欠かせない。
D 油脂に分類される。

3 湿布法について正しいものを1つ選びなさい。

A 湯または水に浸して絞ったタオルに、精油を直接垂らす。
B できるだけ長時間続けるのがよい。
C 一般に、慢性のトラブルには冷湿布がよいとされる。
D 湿布をあてる部位に注意する。

4 精油の保管について正しいものを1つ選びなさい。

A 精油成分は湿度の影響を受けにくい。
B 保存期間は、開封後1年以内が目安である。
C 柑橘系の精油は成分の変化が起こりにくい。
D 保存容器は、プラスチック容器が最適である。

5 精油の使用量に関してのガイドラインで、正しいものを1つ選びなさい。

A 吸入法での精油の使用量は、1〜5滴。
B 部分浴法は、水量約200ℓに対する精油の滴数である。
C 湿布法での精油の使用量は、1〜3滴。
D 手作り化粧品を顔に使用する場合の希釈濃度は、1%以下である。

解答と解説		
1.	B	A、Cは植物性油脂。Dはミツバチが巣を作る時に分泌する動物ロウ（動物性ワックス）。ホホバ油は、ホホバ科（シムモンドシア科）の植物ホホバの種子から採れる。
2.	A	クリームやアロマキャンドルの基材として欠かせないミツロウは、ミツバチが巣を作る時に分泌する動物ロウ（動物性ワックス）。
3.	D	湿布法は、精油を入れた湯または水にタオルや手ぬぐいを浸し、身体にあてる方法。一般に、急性トラブルには冷湿布、慢性トラブルには温湿布が効果的。湿布をあてる部位や時間には注意が必要。
4.	B	精油は遮光性のガラス容器に保管し、キャップを閉めてビンを立て、冷暗所に保管する。開封後は1年以内に使用。柑橘系の精油は、ほかの精油と比べ成分の変化が起こりやすい。
5.	C	吸入法の精油滴数は1〜3滴。部分浴法は洗面器での滴数、約200ℓは家庭用浴槽の水量。手作り化粧品の精油の希釈濃度は、顔用が0.1〜0.5%以下、身体用は1%以下。

1 **睡眠について正しいものを1つ選びなさい。**

A　自律神経のバランスが睡眠の質に関わっている。

B　熱い風呂に入ってすぐに就寝するのがよい。

C　深部体温が上がるほど眠りに入りやすくなる。

D　室内温度や湿度は眠りには関係しない。

2 **ストレスについて、誤っているものを1つ選びなさい。**

A　ストレスはホメオスタシスを維持する妨げになることがある。

B　負の感情を放っておくと、ストレスがたまる一因になる。

C　香りで気分転換をすることはストレスへの対策になる。

D　ホメオスタシスを維持するためには激しい運動が必要。

3 **女性ホルモンについて正しいものを1つ選びなさい。**

A　エストロゲンは黄体ホルモン、プロゲステロンは卵胞ホルモン。

B　エストロゲンは妊娠に欠かせない女性ホルモン。

C　精油の香りで女性ホルモンの乱れによるイライラを
　　緩和することが期待できる。

D　閉経の前後でエストロゲンの分泌が増加する。

4 **スキンケアについて正しいものを1つ選びなさい。**

A　フランキンセンス精油はエイジングケアに用いられてきた。

B　ローズの香りは肌の色をよく見せる効果があるという報告もある。

C　ジャーマンカモミール精油は肌の潤いを保つのに効果があるとされる。

D　芳香蒸留水は現在スキンケアに使われていない。

5 **クリームの作り方について誤っているものを1つ選びなさい。**

A　精油のほかに、ミツロウと植物油を使用する。

B　ビーカーごと湯せんにかけてミツロウを溶かす。

C　ミツロウと植物油の比率によって、やわらかさが変わる。

D　30g 作る場合、精油は10滴使う。

解答と解説		
1. A	熱い風呂に入り、深部体温が高いまま眠るのは避ける。深部体温は入浴後にだんだん下がる過程で眠りに入りやすくなる。良質な睡眠には室内温度や湿度も適切に保つ必要がある。
2. D	ホメオスタシスの維持には、バランスのよい栄養・運動・休息が必要。過度な運動は必要ない。
3. C	エストロゲンは卵胞ホルモン、プロゲステロンは黄体ホルモン。プロゲステロンは妊娠に欠かせないホルモン。閉経の前後でエストロゲンの分泌は低下する。
4. A	ローズの香りは肌の潤いをアップする効果があるという報告がある。ジャーマンカモミール精油は肌荒れに効果があるとされる。ネロリなどの芳香蒸留水は現在もスキンケアに使われている。
5. D	30g 作る場合、精油は3滴使う。

Chapter 2
検定で出題される精油プロフィール

アロマテラピーで使う主要な精油を学びます。精油にはたくさんの種類がありますが、ここではアロマテラピー検定2級、1級で使う30種類を紹介します。基本的なプロフィールを覚えて、特徴や注意事項なども押さえておきましょう。

項目			
精油の色	標準とされる色	植物の特徴	植物の育つ環境や樹形など
	香りテスト対象の精油	特筆事項	香りや成分などの特徴を紹介
原料植物名	精油の原料植物の名称	注意事項	使用する際の注意点を紹介
学名*	生物一つひとつにつけられる世界共通の学術上の名称	利用方法*	おすすめの利用法を紹介
科名	精油の原料植物の分類	重要	検定に出題されやすい精油のエピソードなどを紹介
主な産地*	精油の原料植物が産出される国や地域の一例	香りの相性がよい精油例*	
抽出部位	精油が抽出される部分		ブレンドして使用する際に相性がよい精油を紹介
精油製造法	精油を製造する代表的な方法	香りの特徴*	さわやかさやスパイシーさなど
主な成分*	精油に含まれている成分の一例※「特徴成分」は精油の香りや性質を特徴づける成分	Point	精油を覚えるポイントを紹介
別名	原料植物の別名	*このマークの項目は試験範囲外です。	

イランイラン
Ylang Ylang

精油の色

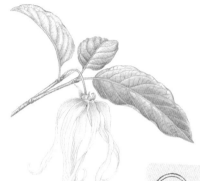

原料植物名	イランイラン
学名	*Cananga odorata*
科名	バンレイシ科
主な産地	コモロ、マダガスカル、レユニオン島（フランス領）
抽出部位	花
精油製造法	水蒸気蒸留法
主な成分	安息香酸メチル、ゲラニオール、酢酸ベンジル、リナロール
別名	イランイランノキ

重要 「イランイラン」はフィリピンの言葉で「花の中の花」を意味する。

[植物の特徴] インドネシアのマルク諸島（モルッカ諸島）からフィリピンに伝えられた常緑の高木で、通常6〜10mの高さになる。

[特筆事項] 華やかで甘いフローラルな強い香りが特徴。ジャスミン（アブソリュート）精油と共通する成分（酢酸ベンジル）が含まれている。リラックス作用が期待でき、寝つきをよくする。香料として化粧品やフレグランスに用いられる。

[注意事項] 香りが強いので、使用量に気をつける。また、皮膚を刺激するので希釈濃度などに注意する。

[利用方法] 芳香浴法での活用がおすすめ。

香りの相性がよい精油例
- スイートオレンジ
- サンダルウッド
- ジャスミン（アブソリュート）
- ゼラニウム
- ベルガモット
- ラベンダー

香りの特徴

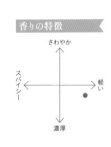

さわやか
スパイシー　軽い
濃厚

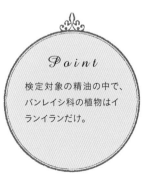

Point

検定対象の精油の中で、バンレイシ科の植物はイランイランだけ。

スイートオレンジ
Sweet Orange

精油の色

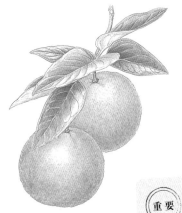

原料植物名	スイートオレンジ
学名	*Citrus sinensis*
科名	ミカン科
主な産地	アメリカ、イタリア、コスタリカ、ブラジル
抽出部位	果皮
精油製造法	圧搾法
主な成分	オクタナール、シトラール、デカナール、リナロール、リモネン
別名	アマダイダイ

重要 ヨーロッパでは、クローブを刺してスパイス類をまぶした「オレンジ・ポマンダー*」を作る習慣があった。

[植物の特徴] インドのアッサム地方が原産。亜熱帯・温帯地域で広く栽培され、果皮の外側にある小さな粒の中に精油が入っている。精油は通常、低温圧搾（コールドプレス）（p.102参照）によって得られる。

[特筆事項] みずみずしい香りは、柑橘らしさを醸し出すリモネンや、ジューシーな甘い香りのオクタナールなどの成分が特徴づけている。眠る前のリラックスや、すっきりした目覚めをさそう。肌をなめらかに整えたい時にも。

[利用方法] 芳香浴法や吸入法、湿布法、トリートメント法でも効果が期待できる。手作り化粧品の材料としても有用。

*ヨーロッパでは、かつてペスト（黒死病）が流行したため、魔よけの香りとしてオレンジ・ポマンダーが作られた。

香りの相性がよい精油例
- イランイラン
- サイプレス
- ジャスミン（アブソリュート）
- ジュニパーベリー
- ラベンダー
- レモン
- ローズオットー

香りの特徴

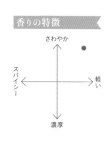

さわやか

スパイシー ── 軽い

濃厚

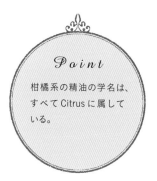

Point

柑橘系の精油の学名は、すべて Citrus に属している。

ジャーマンカモミール
German Chamomile

精油の色

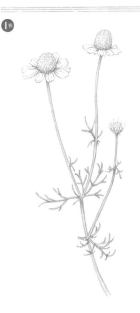

①級

原料植物名	ジャーマンカモミール
学名	*Matricaria chamomilla* (*Matricaria recutita*)
科名	キク科
主な産地	イギリス、エジプト、ドイツ、ハンガリー
抽出部位	花
精油製造法	水蒸気蒸留法
主な成分	カマズレン、ビサボロール誘導体、ファルネセン
別名	カミツレ

重要 精油は、カマズレン成分による濃い青色が特徴。

[植物の特徴] 原料植物であるジャーマンカモミールは一・二年草の花。世界中に自生しているが、たくさんの花からわずかな量しか精油が採れない。

[特筆事項] リンゴのような甘くフルーティーな香りで、世界中でハーブティーとしても愛好されている。特徴的な色を作るカマズレン成分は、生のカモミールの花には含まれず、乾燥した花を蒸留して精油を抽出する過程で生成される。

[利用方法] 芳香浴法や吸入法、沐浴法や湿布法のほか、トリートメント法や手作り化粧品でも活用できる。

香りの相性がよい精油例
- イランイラン
- スイートマージョラム
- ゼラニウム
- ベルガモット
- ラベンダー
- レモン
- ローズ（アブソリュート）

香りの特徴

さわやか

スパイシー ← ● → 軽い

濃厚

Point

検定対象の精油でキク科の植物は、ジャーマンカモミールとローマンカモミールだけ。覚えておこう。

ローマンカモミール
Roman Chamomile

精油の色

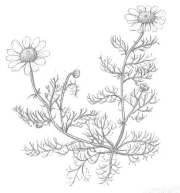

原料植物名	ローマンカモミール
学名	*Chamaemelum nobile (Anthemis nobilis)*
科名	キク科
主な産地	イギリス、イタリア、ハンガリー、フランス
抽出部位	花
精油製造法	水蒸気蒸留法
主な成分	アンゲリカ酸エステル類、ブチル酸エステル類
別名	ローマカミツレ

重要 古代ギリシャで「カマイメロン（大地のリンゴ）」と呼ばれたことが、「カモミール」という名の由来。

[植物の特徴] 原料植物であるローマンカモミールは多年草の花。一重や八重のものがある。精油は、一度乾燥させた花から水蒸気蒸留法によって抽出する。

[特筆事項] リンゴのようなフルーティな青い香り。水虫の原因菌やカビの原因菌を抑えるほか、肌のキメを整える作用もある。

[利用方法] 芳香浴法や吸入法、沐浴法や湿布法のほか、トリートメント法や手作り化粧品でも活用できる。

香りの相性がよい精油例

- イランイラン
- ジャスミン（アブソリュート）
- ゼラニウム
- ベルガモット
- ベンゾイン（レジノイド）
- レモン
- ローズ（アブソリュート）

香りの特徴

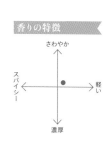

さわやか

スパイシー ／ 軽い

濃厚

Point

ジャーマンカモミールは一・二年草、ローマンカモミールは多年草と覚える。

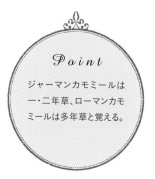

クラリセージ
Clary Sage

精油の色

1級 **香**

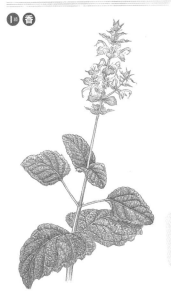

原料植物名	クラリセージ
学名	*Salvia sclarea*
科名	シソ科
主な産地	ハンガリー、フランス、ブルガリア、ロシア
抽出部位	花
精油製造法	水蒸気蒸留法
主な成分	酢酸リナリル、スクラレオール、リナロール
別名	オニサルビア

重要 「クラリ」という名前はラテン語の「clarus（明るい）」からきたといわれる。

[植物の特徴] シソ科の二年草。成長すると1mほどの高さになる。古くから、種子を煎じた液を目に入れると、視界がはっきりするといわれてきた。

[特筆事項] マスカットに似た香りで、スクラレオールという成分が甘い香りのもと。マスカットワインの風味づけとして使用された。幸福感をもたらす強壮作用が知られており、女性特有の悩みをサポートする。

[注意事項] 精油は香りが強いので、使用量に注意が必要。

[利用方法] 芳香浴法、沐浴法のほか、湿布法、トリートメント法、手作り化粧品でも活用できる。

香りの相性がよい精油例
- ローマンカモミール
- グレープフルーツ
- サイプレス
- ラベンダー
- レモン
- ローズオットー
- ローズ（アブソリュート）

香りの特徴

さわやか／軽い／スパイシー／濃厚

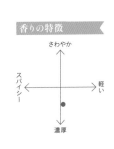

Point

種子を煎じた液を目につけると視界がはっきりするとされたエピソードは要チェック。

グレープフルーツ
Grapefruit

🔵級 🔴香

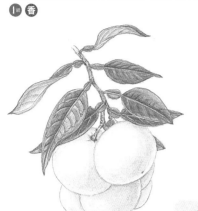

原料植物名	グレープフルーツ
学名	*Citrus paradisi*
科名	ミカン科
主な産地	アメリカ、アルゼンチン、イスラエル、南アフリカ
抽出部位	果皮
精油製造法	圧搾法
主な成分	オクタナール、ミルセン、ヌートカトン、リモネン

重要 果実がブドウのように房状につくため、「グレープフルーツ」という名前がついたといわれる。

[植物の特徴] 18世紀に西インド諸島で発見されて以来、アメリカのカリフォルニアやテキサスなどで栽培され、世界中に広まった。ほかの多くの柑橘系植物と同様、果皮から精油が得られる。

[特筆事項] 精油は、さわやかで甘酸っぱいグレープフルーツそのものの香り。集中力を高める効果が示唆された。

[注意事項] 精油成分に光毒性をもつフロクマリン類（ベルガプテン）が含まれているため、日中の使用には注意が必要。

[利用方法] 芳香浴法や吸入法、また湿布法、トリートメント法、手作り化粧品でも活用できる。

香りの相性がよい精油例
- イランイラン
- スイートオレンジ
- ペパーミント
- ベルガモット
- ラベンダー
- ローズオットー
- ローズマリー

香りの特徴

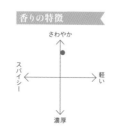

さわやか / スパイシー / 軽い / 濃厚

Point
検定に出る30種の中で、光毒性のある精油はベルガモット、レモン、グレープフルーツの3つ。覚えておこう。

サイプレス

Cypress

精油の色

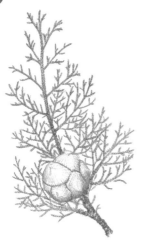

原料植物名	イタリアンサイプレス
学名	*Cupressus sempervirens*
科名	ヒノキ科
主な産地	スペイン、フランス、モロッコ
抽出部位	葉
精油製造法	水蒸気蒸留法
主な成分	δ - カジネン、δ - 3 - カレン、セドロール、α - ピネン
別名	ホソイトスギ

重要　「天高く昇る聖木」として、寺院や墓地などに植えられている。

[植物の特徴] 高さ 20 ～ 30m まで育ち、樹齢は 50 ～ 60 年以上になる樹木。地中海沿岸地方や中東など、温暖な地方で見られる。南フランス地方では、農作物を北風から守る防風林として活用されてきた。

[特筆事項] 精油にはジュニパーベリーと共通の α - ピネンが含まれており、森林をイメージさせる香りが特徴。男性がよりリラックスできる香りとされている。

[利用方法] 芳香浴法や沐浴法、吸入法のほか、湿布法、トリートメント法、手作り化粧品でも活用できる。

香りの相性がよい精油例

- スイートオレンジ
- クラリセージ
- グレープフルーツ
- サンダルウッド
- ジュニパーベリー
- ベルガモット

香りの特徴

さわやか

スパイシー ← → 軽い

濃厚

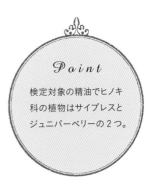

Point

検定対象の精油でヒノキ科の植物はサイプレスとジュニパーベリーの2つ。

サンダルウッド
Sandalwood

精油の色

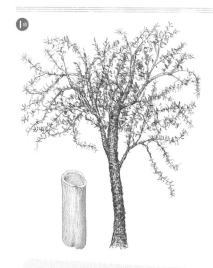

1級

原料植物名	インディアンサンダルウッド、オーストラリアンサンダルウッド
学名	インディアンサンダルウッド *Santalum album* オーストラリアンサンダルウッド *Santalum spicatum*
科名	ビャクダン科
主な産地	インディアンサンダルウッド：インド、インドネシア、スリランカ オーストラリアンサンダルウッド：オーストラリア
抽出部位	心材
精油製造法	水蒸気蒸留法
主な成分	インディアンサンダルウッド：サンタレン、α - サンタロール、β - サンタロール オーストラリアンサンダルウッド：α - サンタロール、β - サンタロール、α - ビサボロール
別名	ビャクダン

重要 古くからお香として瞑想や宗教儀式に用いられてきた。宗教と深く結びついている。

[植物の特徴] ほかの植物の根に寄生する半寄生植物。オーストラリア産は、インド産と同じビャクダン属の別種の植物。また、精油は心材などから抽出される。

[特筆事項] ミルキーな甘さのあるウッディ調の香り。咳や気管支炎、胃炎などによいとされる。不安感や抑うつの症状にも用いられる。抗炎症、収れん作用がある。

[利用方法] 芳香浴法、沐浴法、吸入法のほか、湿布法、トリートメント法、手作り化粧品でも活用できる。

香りの相性がよい精油例
- イランイラン
- サイプレス
- ネロリ
- フランキンセンス
- ラベンダー
- レモン
- ローズ（アブソリュート）

香りの特徴

さわやか

スパイシー ← → 軽い

濃厚

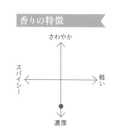

Point

サンダルウッド精油は、抽出部分が心材と覚えておこう。

ジャスミン（アブソリュート）
Jasmine

精油の色

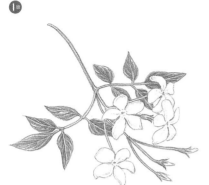

原料植物名	ロイヤルジャスミン
学名	*Jasminum grandiflorum*
科名	モクセイ科
主な産地	インド、エジプト、フランス、中国
抽出部位	花
精油製造法	揮発性有機溶剤抽出法
主な成分	酢酸フィチル、酢酸ベンジル、cis-ジャスモン、ジャスミンラクトン、フィトール
別名	オオバナソケイ

重要 フローラルな香りで、香水などによく用いられる。cis-ジャスモンの成分が深みのある甘さやコク、ややスパイシー感のある香りを作る。

[植物の特徴] ジャスミンという名のつく植物は世界中にあるが、精油が採れるのは一部の種類のみ。精油は揮発性有機溶剤抽出法で製造される。また、精油はたくさんの花からわずかな量しか採れない。ジャスミンティーの香りづけに使うアラビアジャスミン（マツリカ：茉莉花）からも精油が得られるが、ジャスミン（アブソリュート）精油とは異なる。

[特筆事項] フローラルな香気をもつため香水に用いられる。リラックス効果、身体を温める作用があり、風邪や咳の症状がある際にも使われてきた。

[注意事項] 皮膚を刺激するので、希釈濃度などに注意する。

[利用方法] 芳香浴法が適している。

香りの相性がよい精油例
- イランイラン
- スイートオレンジ
- サンダルウッド
- ベルガモット
- ラベンダー
- ローズ（アブソリュート）

香りの特徴

さわやか／スパイシー／軽い／濃厚

Point

検定対象の精油で、揮発性有機溶剤抽出法で製造されるのは、ジャスミン、ベンゾイン、ローズ（アブソリュート）の3つ。

ジュニパーベリー
Juniper Berry

精油の色

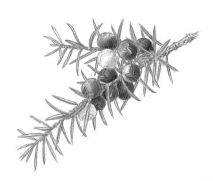

原料植物名	コモンジュニパー
学名	*Juniperus communis*
科名	ヒノキ科
主な産地	アルバニア、インド、フランス、ブルガリア
抽出部位	球果
精油製造法	水蒸気蒸留法
主な成分	カンフェン、サビネン、テルピネン-4-オール、α-ピネン、ミルセン
別名	セイヨウネズ

重要 球果は洋酒のジンを製造する時に、香りづけとして用いられた。

[植物の特徴] 北半球の乾燥した丘陵地帯に生息する、常緑の針葉樹。地理的な違いによって変異しやすいため、品種が多い。球果は松脂のような苦みのある香り。

[特筆事項] 森林を思わせるスーッとしたさわやかな香りのα-ピネンと、ウッディ感のあるミルセンの成分が特徴づける香りが特徴。気分転換やリフレッシュ効果、また収れん作用・発汗作用・浄化作用があるとされる。

[利用方法] 芳香浴法や沐浴法、吸入法のほか、湿布法、トリートメント法、手作り化粧品でも活用できる。

香りの相性がよい精油例
- グレープフルーツ
- サイプレス
- サンダルウッド
- ゼラニウム
- フランキンセンス
- ベルガモット

香りの特徴

さわやか / 軽い / 濃厚 / スパイシー

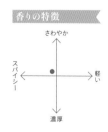
Point
検定対象の精油で、球果から精油を抽出するのは、ジュニパーベリーのみ。

スイートマージョラム

Sweet Marjoram

精油の色

原料植物名	スイートマージョラム
学名	*Origanum majorana*
科名	シソ科
主な産地	エジプト、スペイン、チュニジア、フランス
抽出部位	葉
精油製造法	水蒸気蒸留法
主な成分	サビネン、p-シメン（パラ）、γ-テルピネン（ガンマ）、テルピネン-4-オール
別名	マヨラナ

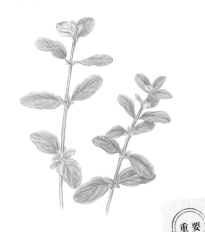

> **重要**　温かみのある香りは、ギリシャの愛の女神アフロディテから与えられたと伝えられる。

[植物の特徴] 地中海沿岸が原産の多年草の植物。また「マージョラム」という名前の由来は、ラテン語の「major（より大きい・重要な）」からという説もある。

[特筆事項] すっきりとしたハーバル感の中にもかすかに甘みを感じる香り。ストレスによって起こる免疫力の低下、心拍数・血圧の上昇を回復させるといわれている。さらに身体を温める作用があるといわれている。

[利用方法] 芳香浴法、沐浴法、吸入法のほか、湿布法、トリートメント法、手作り化粧品でも活用できる。

香りの相性がよい精油例

- イランイラン
- スイートオレンジ
- ジャーマンカモミール
- サイプレス
- ベルガモット
- ラベンダー
- ローズマリー

香りの特徴

さわやか
スパイシー ← → 軽い
濃厚

Point

検定対象の精油の中で、シソ科の植物の葉から抽出するのはスイートマージョラム以外に4つある。

ゼラニウム
Geranium

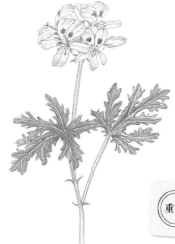

原料植物名	ローズゼラニウム
学名	*Pelargonium graveolens*
科名	フウロソウ科
主な産地	エジプト、フランス、モロッコ、レユニオン島（フランス領）
抽出部位	葉
精油製造法	水蒸気蒸留法
主な成分	ゲラニオール、シトロネロール、メントン、リナロール、ローズオキサイド

重要 非常に多くの品種があるが、精油が得られるのはごく一部。

[植物の特徴] 香りのよいものは「センテッドゼラニウム（ニオイゼラニウム）」とも呼ばれている多年草。17世紀初頭、南アフリカを航海していた船員によってヨーロッパに持ち込まれ、19世紀後半にインド洋のレユニオン島に渡った。

[特筆事項] ややローズ調のグリーン感のあるフローラルな香り。女性特有の悩みへの効果が期待できる。また香料や皮膚コンディショニング剤として化粧品に用いられている。

[利用方法] 芳香浴法、沐浴法、吸入法のほか、湿布法、トリートメント法、手作り化粧品でも活用できる。

香りの相性がよい精油例
- クラリセージ
- グレープフルーツ
- サンダルウッド
- ジャスミン（アブソリュート）
- ネロリ
- ラベンダー

香りの特徴

さわやか／軽い／濃厚／スパイシー

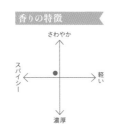

Point

検定対象の精油の中で、フウロソウ科の植物から精油を抽出するのはゼラニウムだけ。

ティートリー
Tea Tree

精油の色

原料植物名	ティートリー
学名	*Melaleuca alternifolia*
科名	フトモモ科
主な産地	オーストラリア
抽出部位	葉
精油製造法	水蒸気蒸留法
主な成分	1,8 - シネオール、γ - テルピネン、テルピネン -4- オール、テルピネオール

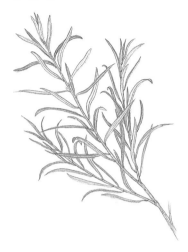

重要　オーストラリアの先住民族アボリジニに、伝統的な治療薬として利用されてきた。

[植物の特徴] オーストラリアの先住民族の間で、お茶として飲まれていた植物の一種。そのため「ティートリー」という名前がついたといわれている。

[特筆事項] スーッとしたナツメグやライムのようなさわやかな香りと、ライラックの花やライムを想起させる香りが特徴。水虫の原因菌や、黒カビに対する高い制菌作用がある。

[注意事項] 皮膚を刺激するので、希釈濃度などに注意する。

[利用方法] 芳香浴法、吸入法で効果が期待できる。

香りの相性がよい精油例
- スイートオレンジ
- サイプレス
- ユーカリ
- ラベンダー
- レモン
- ローズマリー

香りの特徴

さわやか

スパイシー　軽い

濃厚

Point

検定対象の精油の中で、フトモモ科の植物から精油を抽出するのはティートリーとユーカリの2つ。

ネロリ
Neroli

精油の色

①滴

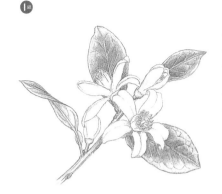

原料植物名	ビターオレンジ
学名	*Citrus x aurantium*
科名	ミカン科
主な産地	イタリア、チュニジア、フランス、モロッコ
抽出部位	花
精油製造法	水蒸気蒸留法
主な成分	ゲラニオール、酢酸リナリル、ネロール、ネロリドール、リナロール、リモネン
別名	ダイダイ

重要

原料植物のビターオレンジは葉や果実からも精油が採れる。葉や小枝から得た精油は「プチグレン」と呼ばれる。

[植物の特徴] 柑橘系の植物だが、精油の抽出部位は果皮ではなく花であり、水蒸気蒸留法で採油するため光毒性はない。

[特筆事項] 柑橘のさわやかさをもつ甘いフローラルな香り。17世紀末、イタリアのネロラ公国の公妃がこの精油を愛用し、社交界でもこれが流行したため、「ネロリ」と呼ばれるようになった。意欲がわかない時や自信がもてない時に取り入れるとよい。皮膚温度の上昇にも効果があるとされ、皮膚温度の低下による乾燥肌にもおすすめ。

[利用方法] 芳香浴法、沐浴法、吸入法のほか、湿布法、トリートメント法、手作り化粧品でも活用できる。

香りの相性がよい精油例
- スイートオレンジ
- サンダルウッド
- ジャスミン（アブソリュート）
- ゼラニウム
- ラベンダー
- ローズ（アブソリュート）

香りの特徴

さわやか / 軽い / スパイシー / 濃厚

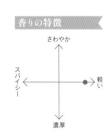

Point

検定対象の精油の中で、ミカン科の花から精油が採れるのはネロリだけ。

パチュリ
Patchouli

精油の色

I級

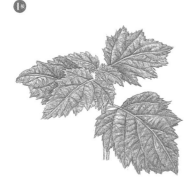

原料植物名	パチュリ
学名	*Pogostemon cablin*（*Pogostemon patchouli*）
科名	シソ科
主な産地	インド、インドネシア、スリランカ
抽出部位	葉
精油製造法	水蒸気蒸留法
主な成分	β-カリオフィレン、ノルパチュレノール、パチュリアルコール、パチュレン
別名	パチョリ

重要 カシミール地方では、パチュリの葉を布地に挟み、衣類の虫よけとして愛用した。

[植物の特徴] 熱帯アジアであるインドネシアやフィリピンが原産の多年草。有毛で頑丈な茎が特徴で、成長すると1mほどの高さになる。

[特筆事項] 特有の土臭く甘いウッディ調の香り。パチュリ精油は揮発しにくい性質があるため、長く香りをとどめる保留剤として用いられる。古くから頭痛や風邪のケアに用いられてきた。また収れん作用、抗炎症作用が期待できる。

[利用方法] 芳香浴法、沐浴法、吸入法のほか、湿布法、トリートメント法、手作り化粧品でも活用できる。

香りの相性がよい精油例
- クラリセージ
- ネロリ
- フランキンセンス
- ベルガモット
- ラベンダー
- レモングラス
- ローズオットー

香りの特徴

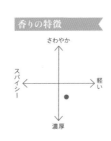

さわやか

スパイシー ← → 軽い

濃厚

Point
揮発しにくい性質から、精油のブレンド時に加えると香りが持続する。

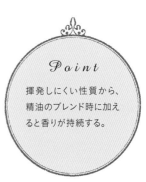

ブラックペッパー
Black Pepper

精油の色

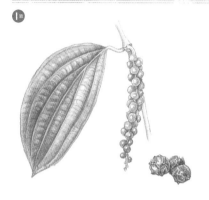

原料植物名	コショウ
学名	*Piper nigrum*
科名	コショウ科
主な産地	インド、スリランカ、マダガスカル
抽出部位	果実
精油製造法	水蒸気蒸留法
主な成分	β-カリオフィレン、β-ファルネセン、α-ピネン、β-ピネン、リモネン
別名	ペッパー

重要 中世ヨーロッパでは金と同等の価値があり、これを求めた人々により大航海時代が幕開けしたといわれている。

[植物の特徴] つる性の植物。インド南部から南東部にかけての海岸地方が原産。完全に熟す前のコショウの果実を乾燥させたもので、古くからスパイスや香料として使用されてきた。

[特筆事項] やや苦味のあるさわやかな柑橘系の香り。消化を促す作用や、血行を促す作用があるといわれている。

[注意事項] 皮膚を刺激するので、希釈濃度などに注意する。

[利用方法] 芳香浴法、吸入法で活用できる。

香りの相性がよい精油例
- サイプレス
- サンダルウッド
- ゼラニウム
- フランキンセンス
- レモン
- ローズマリー

香りの特徴

さわやか

スパイシー ─ 軽い

濃厚

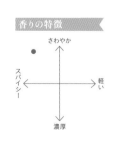

Point

検定対象の精油の中で、コショウ科の植物はブラックペッパーだけなので覚えておこう。

フランキンセンス

Frankincense

精油の色

②級 ①級 香

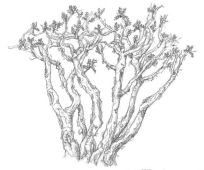

原料植物名	ニュウコウジュ
学名	*Boswellia sacra*（*Boswellia carteri*）
科名	カンラン科
主な産地	エチオピア、ケニア、ソマリア
抽出部位	樹脂
精油製造法	水蒸気蒸留法
主な成分	p-シメン、α-ピネン、リモネン
別名	ニュウコウノキ

重要　『新約聖書』のイエス・キリスト誕生物語で、イエスに黄金、ミルラとともに捧げられたことで有名。

[植物の特徴] 乾燥した暑い地域で生育する。幹の表面を削ると、乳白色の樹脂が流れ落ちる。樹脂は空気に触れると固まるため、これを再び削って採集する。精油の別名はオリバナム・乳香。

[特筆事項] 樹脂そのものの香りは強くないが、お香としてたくと独特の強い香りがする。古くから呼吸器系のトラブルの際などに使われてきた。また、スキンケアに重宝されてきた。

[利用方法] 芳香浴法、沐浴法、吸入法のほか、湿布法、トリートメント法、手作り化粧品でも活用できる。

香りの相性がよい精油例
- グレープフルーツ
- サンダルウッド
- ゼラニウム
- パチュリ
- ブラックペッパー
- ラベンダー

香りの特徴

さわやか／軽い／スパイシー／濃厚

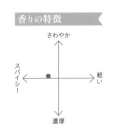

Point
古代エジプトでは、ミルラと一緒に薫香として利用されていた（p.118参照）。

ベチバー

Vetiver

精油の色

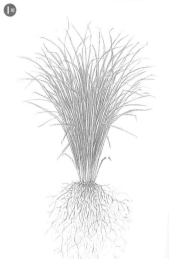

原料植物名	ベチバー
学名	*Chrysopogon zizanioides* (*Vetiveria zizanioides*)
科名	イネ科
主な産地	インドネシア、スリランカ、ハイチ、マダガスカル
抽出部位	根
精油製造法	水蒸気蒸留法
主な成分	ツシモール、ベチベロール、ベチボン
別名	カスカスガヤ

重要 ジャワ島などの熱帯地域では根を織物にして、扇や敷物、すだれに用いる。

[植物の特徴] イネ科の多年草。成長すると高さが2mほどになる。根は地下深くに網状で生え、田畑のあぜなどを土止めする目的で植えられていた。精油は葉にはほとんど含まれず、根から抽出される。

[特筆事項] 落ち着きのあるウッディ調の香り。ベチベロールという成分を含み、特有の土臭さがある。水回りの害虫対策に使用しても。

[利用方法] 芳香浴法や沐浴法、吸入法のほか、湿布法、トリートメント法、手作り化粧品でも活用できる。

香りの相性がよい精油例

- イランイラン
- グレープフルーツ
- ジャスミン（アブソリュート）
- ゼラニウム
- パチュリ
- フランキンセンス
- ラベンダー

香りの特徴

さわやか

スパイシー ← → 軽い

濃厚

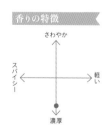

Point

検定対象の精油の中で、根から精油が抽出されるのはベチバーだけ。

ペパーミント

Peppermint

精油の色

2級 1級 香

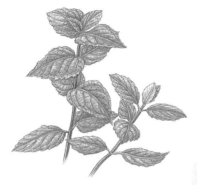

原料植物名	ペパーミント
学名	*Mentha x piperita*
科名	シソ科
主な産地	アメリカ、インド、中国
抽出部位	葉
精油製造法	水蒸気蒸留法
主な成分	イソメントン、酢酸メンチル、1,8 -シネオール、l-メントール、 メントン
別名	セイヨウハッカ

重要　学名の「*piperita*」は「コショウのような」という意味をもつ。

[植物の特徴] シソ科の多年草。変異を起こしやすいミント属のため、たくさんの品種が存在する。ペパーミントはウォーターミントとスペアミントの自然交配から生まれたといわれている。

[特筆事項] 精油はl-メントールという成分を含むため、清々しくクールな特有の香りをもつ。食品、医薬品、化粧品といったさまざまな用途の香りづけに利用されている。頭痛の緩和、暑さの軽減、抗菌作用が期待できる。

[注意事項] 皮膚を刺激するので、希釈濃度などに注意する。

[利用方法] 芳香浴法や吸入法で活用できる。

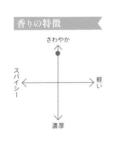

香りの相性がよい精油例
- サイプレス
- スイートマージョラム
- ラベンダー
- ローズマリー

香りの特徴

さわやか

スパイシー ← → 軽い

濃厚

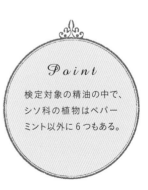

Point

検定対象の精油の中で、シソ科の植物はペパーミント以外に6つもある。

ベルガモット
Bergamot

精油の色

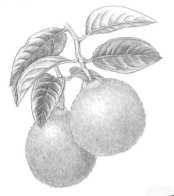

原料植物名	ベルガモット
学名	*Citrus bergamia*
科名	ミカン科
主な産地	イタリア
抽出部位	果皮
精油製造法	圧搾法
主な成分	酢酸リナリル、ベルガプテン、ベルガモテン、リナロール、リモネン
別名	ベルガモットオレンジ

重要 古くから化粧品、食用として使われ、紅茶のアールグレイの香りづけに使われることで有名。

[植物の特徴] 主な産地はイタリア南部のカラブリア地方。果皮から香料を得る目的で栽培され、果汁や果肉はほとんど利用されない。17世紀末に誕生した「ケルンの水（オーデコロン）」の主要原料だったといわれている。

[特筆事項] さわやかでややグリーンな印象の柑橘系の香り。睡眠の質向上が期待できる。また、湿疹などの消炎に用いられる。フレグランスや化粧品に配合される。

[注意事項] 精油成分に光毒性をもつフロクマリン類（ベルガプテン）が含まれているため、注意が必要。

[利用方法] 芳香浴法や吸入法、湿布法、トリートメント法、手作り化粧品でも活用できる。

香りの相性がよい精油例
- イランイラン
- ジャーマンカモミール
- サイプレス
- ジャスミン（アブソリュート）
- ジュニパーベリー
- スイートマージョラム
- ゼラニウム

香りの特徴

さわやか / 軽い / スパイシー / 濃厚

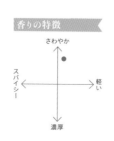

Point

ベルガプテンが光毒性をもっていることを覚えておこう。

ベンゾイン（レジノイド）

Benzoin

精油の色

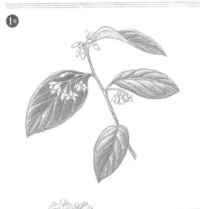

原料植物名	アンソクコウノキ
学名	*Styrax benzoin*
科名	エゴノキ科
主な産地	インドネシア、タイ
抽出部位	樹脂
精油製造法	揮発性有機溶剤抽出法
主な成分	桂皮酸エステル類、バニリン、安息香酸エステル類
別名	アンソクコウジュ

重要 バニリンという成分が含まれ、バニラのような甘い香りがする。

[植物の特徴] 熱帯雨林に生育する高木の植物。東南アジアが原産。樹皮を切ると粘性のある樹脂が出る。樹脂は固まってから採集する。シャムアンソクコウノキから採れるものもある。精油の別名は安息香。

[特筆事項] 呼吸器系のトラブルに使用されてきた。肌の抗炎症作用があるとされている。

[利用方法] 芳香浴法や吸入法、手作り化粧品で活用できる。

香りの相性がよい精油例

- ジャーマンカモミール
- サイプレス
- サンダルウッド
- ジュニパーベリー
- フランキンセンス
- ベルガモット
- ローズオットー

香りの特徴

さわやか

スパイシー ↔ 軽い

濃厚

Point

検定に出る精油で揮発性有機溶剤抽出法で製造されるのは、ジャスミン、ベンゾイン、ローズ（アブソリュート）の3つ。

ミルラ
Myrrh

精油の色

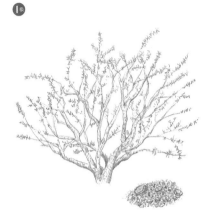

原料植物名	モツヤクノキ
学名	*Commiphora myrrha*（*Commiphora molmol*）
科名	カンラン科
主な産地	インド、エチオピア、ソマリア
抽出部位	樹脂
精油製造法	水蒸気蒸留法
主な成分	エレメン、α‐ピネン、リモネン
別名	モツヤクジュ、ミルラノキ

重要　『新約聖書』のイエス・キリスト誕生物語で、イエスに黄金、フランキンセンスとともに捧げられたことで有名。

[植物の特徴] 樹皮の傷から樹液がにじみ出る。最初は黄色い樹液だが、空気に触れることで赤褐色に固まって樹脂になる。精油には粘り気がある。精油の別名はマー・没薬。

[特筆事項] 独特の辛みや苦みを伴ったウッディな香りが特徴で、かつては歯磨き剤の香りづけなどに利用されていた。呼吸器系や胃腸のトラブルに古くから使われてきた。また、抗炎症作用があるといわれている。

[利用方法] 芳香浴法や沐浴法、吸入法のほか、湿布法、トリートメント法、手作り化粧品でも活用できる。

香りの相性がよい精油例
- サンダルウッド
- パチュリ
- フランキンセンス
- ラベンダー

香りの特徴

さわやか

スパイシー ← → 軽い

濃厚

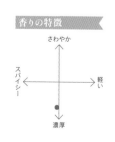

Point

検定対象の精油の中で、樹脂から精油が採れるのは、フランキンセンス、ベンゾイン（レジノイド）、ミルラの3つ。

メリッサ
Melissa

精油の色

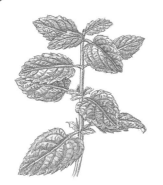

原料植物名	メリッサ
学名	*Melissa officinalis*
科名	シソ科
主な産地	アメリカ、イギリス、イタリア、フランス
抽出部位	葉
精油製造法	水蒸気蒸留法
主な成分	β - カリオフィレン、ゲラニオール、シトラール、シトロネラール、リナロール
別名	レモンバーム、セイヨウヤマハッカ

重要 「*Melissa*」という学名はギリシャ語の「ミツバチ」が由来。ミツバチに好まれる。

[植物の特徴] 多年草。地中海沿岸が原産。地上部分は冬には枯れてしまうものの、翌春に地中の根から新芽が出る。夏には高さ60cmほどに成長する。精油は、たくさんの葉からわずかな量しか採れない貴重なもの。

[特筆事項] さわやかでややハーバル感のある、レモンのような香りが特徴。すぐれた抗菌作用がある。

[注意事項] 皮膚を刺激するので、希釈濃度などに注意する。

[利用方法] 芳香浴法や吸入法で活用できる。

香りの相性がよい精油例
- イランイラン
- ジャーマンカモミール
- ジャスミン（アブソリュート）
- ゼラニウム
- ネロリ
- フランキンセンス
- ローズマリー

香りの特徴

さわやか／軽い／スパイシー／濃厚

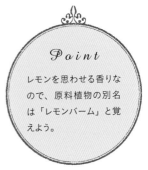
Point
レモンを思わせる香りなので、原料植物の別名は「レモンバーム」と覚えよう。

ユーカリ
Eucalyptus

精油の色

原料植物名	ユーカリ・グロブルス
学名	*Eucalyptus globulus*
科名	フトモモ科
主な産地	オーストラリア、スペイン、中国、ポルトガル
抽出部位	葉
精油製造法	水蒸気蒸留法
主な成分	1,8 - シネオール、α - ピネン、リモネン
別名	ユーカリプタス

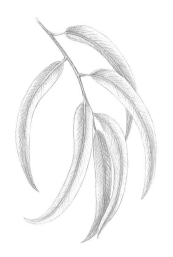

重要 オーストラリア原産のものでは、*globulus*種が最も代表的。

[植物の特徴] コアラが食べることで有名。速いスピードで生育し、通常で50〜60mまで大きくなる。100mを超えるものもめずらしくない。非常に品種が多いが、精油を得られるのはその一部のみ。ユーカリ・グロブルス以外にも、ユーカリ・ラディアータなどさまざまな種類がある。精油の別名はユーカリプタス。

[特筆事項] 別名「ユーカリプトール」と呼ばれる1,8 - シネオールが主要成分。清涼感のある香りで、化粧品や食品の香料に広く使われている。鼻づまりの軽減、筋肉痛、神経痛に用いられる。

[注意事項] 皮膚を刺激するので、希釈濃度などに注意する。

[利用方法] 芳香浴法や吸入法のほか、湿布法でも活用できる。

香りの相性がよい精油例
- ジュニパーベリー
- ベンゾイン（レジノイド）
- メリッサ
- ラベンダー
- レモン
- レモングラス

香りの特徴

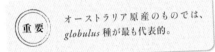

さわやか

スパイシー ／ 軽い

濃厚

Point

同じフトモモ科のティートリーと共通の皮膚刺激がある。押さえておこう。

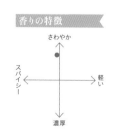

ラベンダー
Lavender

精油の色

②級 ①級 香

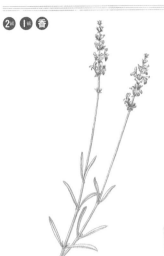

原料植物名	真正ラベンダー
学名	*Lavandula angustifolia* (*Lavandula officinalis*)
科名	シソ科
主な産地	フランス、ブルガリア
抽出部位	花
精油製造法	水蒸気蒸留法
主な成分	酢酸ラバンジュリル、酢酸リナリ ル、ラバンジュロール、リナロール
別名	トゥルーラベンダー

重要 「*Lavandula*」という学名は、ラテン語の「lavo（洗う）」「lividus（青みがかった鉛色）」から。

[植物の特徴] 盛んに品種改良が行われており、品種も多くある精油には真正ラベンダー以外にも、スパイクラベンダーやラバンディンなどがあり、それぞれ成分が異なる。

[特筆事項] 一般的にも、なじみ深い香りのひとつ。香料として、さまざまな用途に使われている。フレッシュでややフルーティ感のある酢酸リナリルや、さわやかでフローラル感のあるリナロールなどの成分が香りを特徴づけている。質のよい睡眠、ストレス緩和、細胞の活性化、抗炎症作用が期待できる。

[利用方法] 芳香浴法や沐浴法、吸入法のほか、湿布法、トリートメント法、手作り化粧品でも活用できる。

香りの相性がよい精油例
- スイートオレンジ
- ローマンカモミール
- クラリセージ
- ジャスミン（アブソリュート）
- ゼラニウム
- パチュリ

香りの特徴

さわやか

スパイシー ← ● → 軽い

濃厚

Point

シソ科で花から精油が抽出されるのはクラリセージとラベンダーの2つ。

レモン
Lemon

 ②級 ①級 香

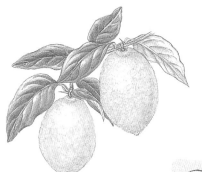

原料植物名	レモン
学名	*Citrus limon*
科名	ミカン科
主な産地	アメリカ、アルゼンチン、イタリア、スペイン
抽出部位	果皮
精油製造法	圧搾法
主な成分	オクタナール、シトラール、リナロール、リモネン、デカナール

> **重要** ヨーロッパへ広まったのは12世紀、十字軍の兵士が持ち帰ったのがきっかけ。

[植物の特徴] 常緑樹。インドのヒマラヤ東部山麓、または中国東南部からミャンマー北部周辺が原産といわれる。ほかの多くの柑橘系植物と同様、果皮から精油が得られる。

[特筆事項] 柑橘系の香りのリモネンやシトラールという成分に、ややワックス感のある柑橘の皮のような香りをもつデカナールなどの成分が加わり、香りを特徴づけている。ニキビの原因菌となるアクネ菌の活性化を抑制する。

[注意事項] 精油成分に光毒性をもつフロクマリン類が含まれている。

[利用方法] 芳香浴法や吸入法のほか、湿布法、トリートメント法、手作り化粧品でも活用できる。

香りの相性がよい精油例

- イランイラン
- ローマンカモミール
- ジュニパーベリー
- フランキンセンス
- ネロリ
- ベンゾイン（レジノイド）

香りの特徴

```
        さわやか
          ↑
          ●
スパイシー ←──┼──→ 軽い
          │
          ↓
         濃厚
```

Point

香りテストの対象になるので、レモンとレモングラスの香りの違いを理解しておこう。

レモングラス
Lemongrass

精油の色

 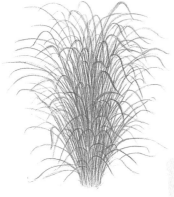

原料植物名	東インドレモングラス
学名	*Cymbopogon flexuosus*
科名	イネ科
主な産地	インド
抽出部位	葉
精油製造法	水蒸気蒸留法
主な成分	シトラール、ゲラニオール、メチルヘプテノン

重要 西インドレモングラスから採れるものもある。

[植物の特徴] 高さ1.5mほどに成長する多年草。インド原産。熱帯から亜熱帯地方で栽培されている。日本の気候の中では育てやすいハーブのひとつ。ただし、寒さには弱い。

[特筆事項] ジンジャーとレモンを混ぜたような、鮮烈で力強い香りが特徴。シトラールやメチルヘプテノンという成分がレモンのような香りを特徴づけている。運動をする人がセルフトリートメントを行ったところ、軽い感覚を覚え、関節の動きや集中力が高まったという報告がある。

[利用方法] 芳香浴法や沐浴法、吸入法のほか、湿布法、手作り化粧品でも活用できる。

香りの相性がよい精油例
- ジャスミン（アブソリュート）
- ゼラニウム
- ティートリー
- ネロリ
- ラベンダー
- ローズマリー

香りの特徴

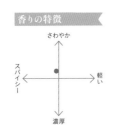

Point
レモンはミカン科の植物で、レモングラスはイネ科の植物と覚えておこう。

ローズ（アブソリュート）
Rose

原料植物名	キャベジローズ
学名	*Rosa centifolia*
科名	バラ科
主な産地	トルコ、フランス、ブルガリア、モロッコ
抽出部位	花
精油製造法	揮発性有機溶剤抽出法
主な成分	ゲラニオール、シトロネロール、ネロール、フェニルエチルアルコール、ローズオキサイド
別名	ロサ・ケンティフォリア

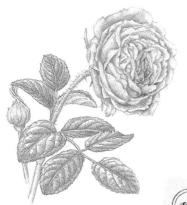

重要 ローズから揮発性有機溶剤抽出法で得られた精油を、「ローズ（アブソリュート）」と呼ぶ。

[植物の特徴] ロサ・ガリカとロサ・モスカータなどの交配種。ダマスクローズから採れるものもある。早朝、開花直前で芳香成分が揮発していない花を、ひとつずつ手で摘み取る。しかし、精油はたくさんの花からわずかな量しか採れない貴重なもの。もともとは冷浸法（アンフルラージュ）という方法で製造されていた。

[特筆事項] ローズオットーに比べ、フローラルな甘さが強く、香りが長く残る。香料としてフレグランスに使われている。少量の成分だが、ローズオキサイドという成分がグリーンでフレッシュな印象とフローラルな香りを作っている。

[利用方法] 芳香浴法や吸入法のほか、手作り化粧品でも活用できる。

香りの相性がよい精油例
- スイートオレンジ
- ローマンカモミール
- ジャスミン（アブソリュート）
- ベルガモット
- ラベンダー

香りの特徴

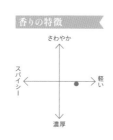

Point
抽出方法の違いにより、ローズオットーとは成分や香りが異なる。

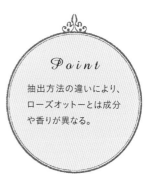

ローズオットー
Rose Otto

精油の色

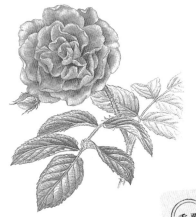

原料植物名	ダマスクローズ
学名	*Rosa x damascena*
科名	バラ科
主な産地	イラン、トルコ、ブルガリア、モロッコ
抽出部位	花
精油製造法	水蒸気蒸留法
主な成分	ゲラニオール、シトロネロール、ネロール、フェニルエチルアルコール、ローズオキサイド
別名	ロサ・ダマスケナ

重要 低温で固まる性質をもつ。

[植物の特徴] 原料となるダマスクローズは、ブルガリアが有名な生産国。特にバルカン山脈の南側一帯は「バラの谷」と呼ばれ、バラ畑が集まっている。精油は水蒸気蒸留法で得られる。たくさんの花からわずかな量しか採れない貴重な精油。

[特筆事項] ローズ（アブソリュート）に比べ、香り立ちが華やかで、ややフルーティ感がある。女性特有の悩みへの活用が期待されるほか、コラーゲンの産生促進作用が示唆されている。

[利用方法] 芳香浴法、沐浴法、吸入法のほか、湿布法、トリートメント法、手作り化粧品でも活用できる。

香りの相性がよい精油例
- スイートオレンジ
- ローマンカモミール
- クラリセージ
- サンダルウッド
- ベルガモット
- ラベンダー

香りの特徴

さわやか

スパイシー ← → 軽い

濃厚

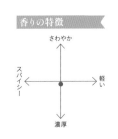

Point

ローズオットー精油は水蒸気蒸留法、ローズ（アブソリュート）精油は揮発性有機溶剤抽出法。

ローズマリー
Rosemary

精油の色

原料植物名	ローズマリー
学名	*Rosmarinus officinalis*
科名	シソ科
主な産地	スペイン、チュニジア、フランス、モロッコ
抽出部位	葉
精油製造法	水蒸気蒸留法
主な成分	カンファー、酢酸ボルニル、1,8-シネオール、ベルベノン、ボルネオール
別名	マンネンロウ

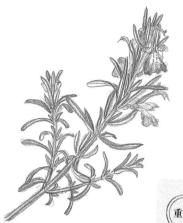

重要 学名の「*Rosmarinus*」はラテン語で「海のしずく」という意味。聖母マリアの伝説から、「マリアのバラ」とも呼ばれる。

[植物の特徴] 伝説によれば、聖母マリアがローズマリーの木に青いマントをかけた際、白い花が青色に変わったため「マリアのバラ（Rose of Mary）」の名がついたという。

[特筆事項] 清涼感のあるスーッとした香りのカンファーと、やや甘さのある樟脳に似たボルネオールという成分が香りを特徴づける。数種類のケモタイプ＊が見られる精油のひとつ。精神的疲労の回復や肌を清潔に保つ作用がある。

[利用方法] 芳香浴法や沐浴法、吸入法のほか、湿布法、トリートメント法、手作り化粧品でも活用できる。

＊同じ種類の植物でありながら、精油の構成成分が大きく異なること。

香りの相性がよい精油例
- スイートオレンジ
- グレープフルーツ
- ゼラニウム
- フランキンセンス
- ペパーミント
- メリッサ
- レモングラス

香りの特徴

さわやか

スパイシー ←――→ 軽い

濃厚

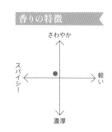
Point
ケモタイプがある精油として検定に出題されるのは、ローズマリー精油だけ。

❀検定で出題される精油

※表内の香のついた精油は、香リテストの対象です。

● 2級、1級に出題される精油

精油の種類	原料植物の科名	抽出部位	精油製造法
スイートオレンジ 香	ミカン科	果皮	圧搾法
ゼラニウム 香	フウロソウ科	葉	水蒸気蒸留法
ティートリー 香	フトモモ科	葉	水蒸気蒸留法
ペパーミント 香	シソ科	葉	水蒸気蒸留法
ユーカリ 香	フトモモ科	葉	水蒸気蒸留法
ラベンダー 香	シソ科	花	水蒸気蒸留法
レモン 香	ミカン科	果皮	圧搾法
フランキンセンス 香	カンラン科	樹脂	水蒸気蒸留法
ローズ（アブソリュート）	バラ科	花	揮発性有機溶剤抽出法
ローズオットー	バラ科	花	水蒸気蒸留法
ローズマリー 香	シソ科	葉	水蒸気蒸留法

● 1級に出題される精油

精油の種類	原料植物の科名	抽出部位	精油製造法
イランイラン 香	バンレイシ科	花	水蒸気蒸留法
ジュニパーベリー 香	ヒノキ科	球果	水蒸気蒸留法
ジャーマンカモミール	キク科	花	水蒸気蒸留法
ローマンカモミール 香	キク科	花	水蒸気蒸留法
クラリセージ 香	シソ科	花	水蒸気蒸留法
グレープフルーツ 香	ミカン科	果皮	圧搾法
サイプレス	ヒノキ科	葉	水蒸気蒸留法
サンダルウッド	ビャクダン科	心材	水蒸気蒸留法
ジャスミン（アブソリュート）	モクセイ科	花	揮発性有機溶剤抽出法
スイートマージョラム 香	シソ科	葉	水蒸気蒸留法
ネロリ	ミカン科	花	水蒸気蒸留法
パチュリ	シソ科	葉	水蒸気蒸留法
ブラックペッパー	コショウ科	果実	水蒸気蒸留法
ベチバー	イネ科	根	水蒸気蒸留法
ベルガモット 香	ミカン科	果皮	圧搾法
ベンゾイン（レジノイド）	エゴノキ科	樹脂	揮発性有機溶剤抽出法
ミルラ	カンラン科	樹脂	水蒸気蒸留法
メリッサ	シソ科	葉	水蒸気蒸留法
レモングラス 香	イネ科	葉	水蒸気蒸留法

1 **フランキンセンス精油の抽出部位として正しいものを 1つ選びなさい。**
A　木部
B　樹皮
C　樹脂
D　根

2 **スイートオレンジ精油について誤ったものを1つ選びなさい。**
A　原料植物は魔よけの香りとして使われていた。
B　原料植物はミカン科である。
C　原料植物が洋酒ジンの香りづけに使われる。
D　圧搾法で製造される。

3 **ローズ（アブソリュート）精油について誤ったものを1つ選びなさい。**
A　原料植物はバラ科である。
B　揮発性有機溶剤抽出法で製造される。
C　低温で固まる性質をもつ。
D　主に花から抽出される。

4 **ゼラニウム精油の抽出部位として正しいものを1つ選びなさい。**
A　葉
B　花
C　果実
D　根

5 **ティートリー精油について正しいものを1つ選びなさい。**
A　木部から抽出される。
B　圧搾法で製造される。
C　原料植物は緑茶として飲まれていた。
D　原料植物はフトモモ科である。

解答と解説		
1. C	フランキンセンスはカンラン科。樹脂から抽出される精油は、ほかにベンゾイン（レジノイド）、ミルラがある。	
2. C	原料植物のスイートオレンジは、魔よけの香りの「オレンジ・ポマンダー」。ジンの香りづけとして使われるのはジュニパーベリー。	
3. C	ローズ（アブソリュート）は、バラ科のローズから揮発性有機溶剤抽出法で製造される精油。低温で固まる性質があるのは、ローズオットー。	
4. A	ゼラニウムは花も咲かせるが、葉から精油が抽出される。	
5. D	原料植物の科名は、ユーカリと同じフトモモ科。抽出部位は葉で、水蒸気蒸留法で製造される。オーストラリアの先住民族にお茶として飲まれ、また治療薬としても利用されてきた。	

6 **ペパーミント精油について誤ったものを1つ選びなさい。**

A 原料植物はシソ科である。
B 清涼感のあるクールなミント特有の香りをもつ。
C 葉から抽出される。
D たくさんの葉からわずかな量しか採れない貴重な精油。

7 **ユーカリ精油の製造法として正しいものを1つ選びなさい。**

A 圧搾法
B 遠心法
C 水蒸気蒸留法
D コールドプレス

8 **ラベンダー精油が属する科名を1つ選びなさい。**

A キク科
B シソ科
C フウロソウ科
D セリ科

9 **精油製造法がほかの3つと異なるものを1つ選びなさい。**

A ゼラニウム
B ティートリー
C レモン
D ユーカリ

10 **ローズマリー精油の製造法として正しいものを1つ選びなさい。**

A 低温圧搾法
B 水蒸気蒸留法
C 油脂吸着法
D 圧搾法

解答と解説		
6.	D	ペパーミントは清涼感のある香りで、さまざまな用途に利用されている。同じシソ科の葉から採れるメリッサは、わずかな量しか精油が採れない。
7.	C	水蒸気蒸留法によって製造されるものが一番多く、ユーカリを含め全部で23種。表にするなどして覚えておこう。
8.	B	精油の原料植物はシソ科に属するものが多い。ほかにはペパーミント、ローズマリー、クラリセージ、スイートマージョラム、パチュリ、メリッサがシソ科の植物。
9.	C	レモンは圧搾法で、ゼラニウム、ティートリー、ユーカリは水蒸気蒸留法によって精油が製造される。
10.	B	ローズマリーはシソ科で、葉から水蒸気蒸留法によって精油が抽出される。精油成分にはカンファーとボルネオールが含まれる。数種のケモタイプがある精油のひとつ。

1　**ローマンカモミール精油について正しいものを1つ選びなさい。**
A　葉から抽出される。
B　原料植物は一・二年草である。
C　光毒性がある。
D　原料植物は多年草である。

2　**サンダルウッド精油の原料植物の科名を1つ選びなさい。**
A　ヒノキ科
B　エゴノキ科
C　ビャクダン科
D　カンラン科

3　**ネロリ精油について正しいものを1つ選びなさい。**
A　原料植物はニュウコウジュである。
B　原料植物はミカン科である。
C　圧搾法で製造される。
D　原料植物はスイートオレンジである。

4　**パチュリ精油について誤ったものを1つ選びなさい。**
A　土臭く甘いウッディ調の香り。
B　水蒸気蒸留法で製造される。
C　低温で固まる性質をもつ。
D　揮発しにくく、保留剤として用いられる。

5　**イランイラン精油について正しいものを1つ選びなさい。**
A　原料植物はエゴノキ科である。
B　原料植物は常緑の低木である。
C　花から抽出される。
D　圧搾法で製造される。

解答と解説		
1.	D	ローマンカモミールはキク科の多年草。花から精油が抽出され、光毒性はもたない。一・二年草はジャーマンカモミール。2種の違いを押さえておこう。
2.	C	ヒノキ科はジュニパーベリー、サイプレス、エゴノキ科はベンゾイン（レジノイド）、カンラン科はフランキンセンス、ミルラが属する。科名はしっかり押さえておきたいポイント。
3.	B	ネロリは、ミカン科であるビターオレンジの花から、水蒸気蒸留法で抽出される精油。
4.	C	パチュリ精油は、シソ科の葉から水蒸気蒸留法で抽出される。揮発しにくいため、保留剤として用いられる。
5.	C	イランイランはバンレイシ科の常緑の高木。水蒸気蒸留法によって精油が製造される。バンレイシ科の植物は、イランイランだけと覚えておこう。

6　ベンゾイン（レジノイド）精油について誤ったものを1つ選びなさい。
　　A　樹脂から抽出される。
　　B　別名を「乳香」という。
　　C　揮発性有機溶剤抽出法で製造される。
　　D　原料植物は熱帯雨林に生育する高木である。

7　別名「乳香」と呼ばれるものを1つ選びなさい。
　　A　マー
　　B　ミルラ
　　C　ベンゾイン（レジノイド）
　　D　フランキンセンス

8　レモングラス精油と抽出部位が同じものを1つ選びなさい。
　　A　ベチバー
　　B　ペパーミント
　　C　ラベンダー
　　D　ジュニパーベリー

9　ジュニパーベリー精油について正しいものを1つ選びなさい。
　　A　水蒸気蒸留法で製造される。
　　B　原料植物は常緑の広葉樹である。
　　C　原料植物はシソ科である。
　　D　葉から抽出される。

10　異なる精油名の組み合わせを1つ選びなさい。
　　A　安息香　—　ベンゾイン（レジノイド）
　　B　オリバナム　—　フランキンセンス
　　C　没薬　—　ミルラ
　　D　ユーカリ　—　レモングラス

解答と解説		
6.	B	ベンゾイン（レジノイド）精油は別名を「安息香」という。原料植物は熱帯林に生育するエゴノキ科の高木で、樹脂から揮発性有機溶剤抽出法で精油が抽出される。
7.	D	乳香はフランキンセンスの別名で、オリバナムとも呼ばれる。ミルラはマー、没薬とも呼ばれる。
8.	B	レモングラスはイネ科の多年草。葉から精油が抽出される。ベチバーは根から、ラベンダーは花から、ジュニパーベリーは球果から精油が抽出される。
9.	A	ジュニパーベリーは常緑の針葉樹で、ヒノキ科の植物。球果から水蒸気蒸留法によって精油が抽出される。
10.	D	ユーカリの別名はユーカリプタス。

Chapter
3

精油の基礎知識と
身体への作用

精油はエッセンシャルオイルとも呼ばれ、アロマテラピーを行う上で、
なくてはならないものです。本章では精油がもつ特性や精油の製造法
など、精油に関する基本的な知識を学びます。また、精油が心身に
作用するメカニズムや、アロマテラピーと健康の関係も理解しましょう。

精油に関する基礎知識

学習のポイント
- □ 精油の基礎的な知識を学びます。
- □ 精油の性質や、植物にとっての精油の役割、精油の製造法を理解しましょう。
- □ 精油が心身に作用する経路についても、十分に理解しましょう。

精油がもつ特性　2級 1級

❀精油は植物が作り出した有機化合物

　植物は光合成という働きによって一次代謝を行い、二酸化炭素と水から酸素と炭水化物を作ります。そして、この過程で生まれた炭水化物から二次代謝を行うことで、さまざまな有機化合物を生成します。つまり、精油は植物の二次代謝産物といえます。また、精油は植物の香り成分＝芳香物質を取り出した揮発性有機化合物です。すなわち、精油は「油」という字がつきますが、油脂ではありません。精油を構成する有機化合物は、数十から数百種にまでのぼります。

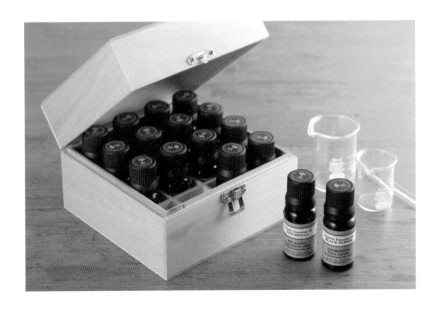

AEAJ による精油の定義

精油（エッセンシャルオイル）は、植物の花、葉、果皮、果実、心材、根、種子、樹皮、樹脂などから抽出した天然の素材で、有効成分を高濃度に含有した揮発性の芳香物質。各植物に特有の香りと機能をもち、アロマテラピーの基本となるもの。

❀精油の性質

精油を安全かつ効果的に使用するため、4つの特徴的な性質を理解しましょう。

[芳香性]

精油は一言で表すと「植物の香りのもと」であり、よい香りを放つ。また、精油はさまざまな成分を含むため、それぞれ独特の香りをもつ。

[揮発性]

精油は空気中で徐々に気体に変化するため、ビンのフタを開けて放置しておくだけで香りが漂う。

[親油性・脂溶性]

精油は水より軽く、溶けにくいが、油脂にはよく溶ける。

[引火性]

揮発した精油の物質は空気と混合し、火や熱が移ると燃え始める。そのため、キッチンなど火を扱う場所での扱いには十分注意する。

❀精油の安全性

精油は植物から得られた天然の物質ですが、だからといって絶対に安全とは限りません。十分な知識をもって取り扱うことが大切です。いくつかのルールを守って使用すれば、決して危険なものではありません（p.16 参照）。

❀精油の成分変化

精油は時間がたつと、空気や紫外線、温度などで化学変化を起こしたり、成分が結合して違う物質になったりします。このように、成分が変化すると香りも変わってしまうので、保管には注意しましょう。

重要 **精油の特徴チェック**

□精油は植物の香り成分＝芳香物質を取り出した揮発性有機化合物の集合体。

□芳香性、揮発性、親油性・脂溶性、引火性をもつ。

❀ 植物にとっての精油の役割

植物が精油の香り成分を作り出すのは、下記のような役割があるためです。

① 誘引（ゆういん）効果　　　受粉をする、もしくは種子を遠くに運ぶため、昆虫などの生物を引き寄せる効果。

② 忌避（きひ）効果　　　　　昆虫などの生物を遠ざけ、摂食されることを防ぐ効果。

③ 抗真菌（こうしんきん）効果・　植物にカビや有害な菌が発生・繁殖するのを防ぐ効果。
　　抗菌効果

❀ さまざまな部位に蓄えられる精油

精油は植物全体に均一に含まれているわけではなく、特定の細胞で作られ、その付近に蓄えられるため、葉の表面近くや、果皮の表面近くなど、植物によってさまざまです。精油の抽出部位や特徴も植物によって異なります。主に下記のような部位に蓄えられます。

	役割	精油の特徴
花	虫や蝶などを誘って受粉を促し、子孫を残すための種子を作る。	華やかな香りのものが多く、ホルモンバランスを整えたり楽しい気分にさせてくれる。
果実	種子を遠くへ運ぶため、おいしい果肉で鳥などを誘う。	さわやかな香りのものが多く、消化器系のトラブル解消やリフレッシュのために使われる。
樹脂	樹液が固まって樹脂となり、幹の傷を癒し、菌などから守る。	個性的な香りのものが多く、心身を癒したい時などに用いられる。
葉	光合成により植物に必要な栄養と、人間や動物に必要な酸素を生み出す。	すっきりした香りのものが多く、リフレッシュ、抗菌作用があるといわれる。
幹	根から枝葉に栄養分などを送る。植物を支える背骨の役割も。	森林を思わせる香りで、リラックス、心を静める効果が期待できる。
根	地から水や養分を吸い上げ、植物を支える土台の役割も担う。	土のような深い香りのものが多く、心を落ち着かせたい時などに使われる。

❀ 構成成分が異なるケモタイプ

同じ種類の植物でも、構成成分が異なるものをケモタイプ（化学種）といいます。たとえば、ローズマリーには、カンファーという成分を多く含む種、シオネールを多く含む種、ベルベノンを多く含む種の3タイプが存在し、それぞれ香りや作用が異なります。

精油の抽出法

❀主な精油の抽出法は5種類

植物から精油（芳香成分）を抽出する方法はいくつかあります。また、同じ植物でも抽出方法によって成分が変わってくるため、植物に適した方法が選ばれます。ここでは「水蒸気蒸留法」「圧搾法」「揮発性有機溶剤抽出法」「油脂吸着法」「超臨界流体抽出法」という5種類の抽出法を取り上げます。それぞれの抽出方法と、その方法にあてはまる精油を覚えておきましょう。

❀水蒸気蒸留法

原料の植物を蒸留釜という専用の機器に入れ、直接蒸気を吹き込む、あるいは水とともに沸騰させ、芳香物質を気化させる方法です。芳香成分を含んだ水蒸気は冷却管で冷やして液化させ、水と分離した精油を抽出します。

〔特徴〕

多くの精油がこの方法で抽出されています。植物によっては、熱にさらされることで香りや成分が失われるものもあり、その場合にはこの抽出方法は適しません。また、蒸留される過程で、精油と分離した水にも芳香成分が微量に溶け込み、この水は「芳香蒸留水」として活用されます。ローズウォーター、オレンジフラワーウォーター、ラベンダーウォーターなどが知られています。

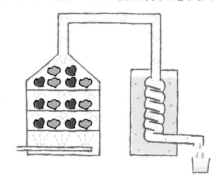

水蒸気蒸留法で抽出される検定対象の精油

ジャーマンカモミール、ローマンカモミール、クラリセージ、サイプレス、サンダルウッド、スイートマージョラム、ネロリ、パチュリ、ブラックペッパー、フランキンセンス、ベチバー、ミルラ、メリッサ、レモングラス、ローズオットー、イランイラン、ジュニパーベリー、ゼラニウム、ティートリー、ペパーミント、ユーカリ、ラベンダー、ローズマリー

❀圧搾法

柑橘類の果皮から、精油を得る際に利用する方法です。かつては手で圧搾しスポンジに吸わせて回収しましたが、今は果皮を機械のローラーで圧搾し、遠心法で分離して精油を抽出します。これを低温圧搾（コールドプレス）といいます。

〔特徴〕

熱を加えずに圧搾するため、熱による成分の変化がほとんどなく、自然のままの香りや色が得られます。

しかし、圧搾の段階で搾りカスなどの不純物が混じることがあり、また変化しやすい成分が多く含まれるので、ほかの抽出法の精油より早く劣化します。近年では、柑橘類の精油を水蒸気蒸留法で抽出することもあります。

圧搾法で抽出される検定対象の精油

グレープフルーツ、ベルガモット、スイートオレンジ、レモン

❀揮発性有機溶剤抽出法

繊細な花の香りを得るのに適した方法です。油脂に芳香成分を吸着させ、花の香りを得る「油脂吸着法」に代わって行われるようになりました。溶剤釜に植物を入れ、石油エーテル、ヘキサンなど揮発性の有機溶剤に常温で芳香成分を溶かし出します。

〔特徴〕

植物の中には、芳香成分と同時に天然のワックス成分も含まれていますが、植物と溶剤を取り除いて、芳香成分とワックス成分が半固体の状態で抽出されたものを「コンクリート」と呼びます。また、エタノールを加えてコンクリートからワックス成分を分離し、エタノールを取り除いて最終的に得られたものは「アブソリュート」と呼ばれます。さらに、この方法で樹脂などから芳香成分を抽出したものは「レジノイド」と呼ばれ、香りを持続させる保留剤としても使われています。

揮発性有機溶剤抽出法で抽出される検定対象の精油

ジャスミン（アブソリュート）、ベンゾイン（レジノイド）、ローズ（アブソリュート）

❀ 油脂吸着法

ローズやジャスミンなどの花の香りを得るために、油脂に香り成分をなじませる、伝統的な抽出方法です。精油が油脂になじみやすい性質を利用し、精製した無臭の牛脂（ヘット）や豚脂（ラード）を混ぜたもの、またはオリーブ油などに香り成分を吸着させます。

〔特徴〕

常温で固形の脂の上に花などを並べる冷浸法（アンフルラージュ）と、60～70℃に加熱した油脂に花を浸す温浸法（マセレーション）の2種類の方法があります。香り成分を高濃度に吸着した油脂は「ポマード」と呼ばれ、これにエタノールを加えて香り成分を取り出します。エタノールを除いたものはアブソリュートと呼ばれます。しかし、油脂吸着法は手間のかかる工程のため、現在はあまり行われておらず、近年のアブソリュートは揮発性有機溶剤抽出法で得られたものがほとんどです。検定対象の精油に直接結びつく方法ではありませんが、伝統のある抽出法として覚えておきましょう。

❀ 超臨界流体抽出法

主に二酸化炭素などの液化ガスを溶剤として用いる抽出法で、1970年頃から登場しました。比較的新しく開発された抽出法ですが、高価な装置を用いるため、一般的な技術としてはあまり使用されていません。

〔特徴〕

二酸化炭素に熱と圧力をかけることで、気体と液体の中間である流体（超臨界状態）を作り出します。この状態の二酸化炭素を植物が入った抽出機に通過させると、流体が植物に浸透し、香り成分を効率よく取り込めます。その後、流体を取り出し、圧力を元に戻すと、二酸化炭素が気化して香り成分だけが残る仕組みです。二酸化炭素を溶剤に使用することで、低温での処理が可能になり、得られる精油が植物そのものに近い香りになることがメリットです。

精油成分のもつ働き

精油が心身にもたらす作用

❀精油のもつ作用

　精油は植物ごとに異なる成分で構成されており、これが精油の香りや特徴を作り出しています。ある精油の香りを嗅いだ時に、多くの人がリラックスできるというようなものは、身体にも鎮静作用が現れます。また、すっきりするというようなものは、身体にも刺激を与え、活性化させ始めます。香りを嗅いだ時の感覚は大勢の人に共通するといわれ、その香りのイメージは、精油の作用とも一致することが多いのです。これは私たちの祖先と植物との関わりが、現在の私たちの感覚に受け継がれているためでしょう。一方で、複数の成分が含まれている精油は、個人や状況によって異なる作用をもたらすこともあります。それがアロマテラピーの奥深さかもしれません。

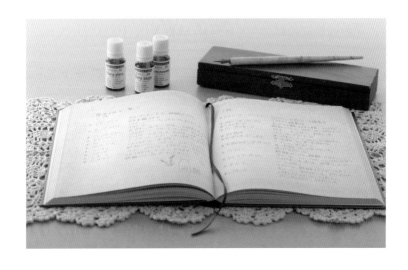

❀精油のもつ作用例

ここでは、精油がもつ 15 の作用を取り上げます。

強壮作用	全身や身体の各部に働きかけ、その機能を活性化したり強化したりする作用。
去痰作用	痰を切って、その排出を促す作用。
抗ウイルス作用	ウイルスの増殖を抑える作用。
抗菌作用	細菌の増殖を抑える作用。
抗真菌作用	カビや酵母などの真菌の増殖を抑える作用。
殺菌作用	人体にとって有害な細菌などの病原体を殺す作用。
収れん作用	皮膚をひきしめる作用。
消化促進・食欲増進作用	胃腸の消化活動を活発にして、食欲を増進させる作用。
鎮静作用	神経系の働きを鎮めて、心身をリラックスさせる作用。
鎮痛作用	痛みをやわらげる作用。
保湿作用	皮膚の潤いを保ち、乾燥を防ぐ作用。
ホルモン調整作用	ホルモンバランスを整える作用。
虫よけ作用	虫を寄せつけない作用。
免疫賦活作用	免疫の働きを高め、活性化する作用。
利尿作用	尿の排泄を促す作用。

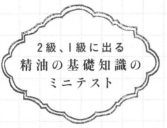

2級、1級に出る
精油の基礎知識の
ミニテスト

1 精油は植物の光合成によって作られる 一次代謝産物である。	×
2 精油は揮発性の芳香物質である。	○
3 精油の抽出部位は植物ごとに異なる。	○
4 精油を構成する成分は、時間を経てもほとんど変化しない。	×
5 精油には、昆虫などの生物を遠ざける役割がある。	○
6 水蒸気蒸留法では、副産物として芳香蒸留水が採れる。	○
7 圧搾法は、主に芳香性の高い花から精油を得る時に 使われる。	×
8 圧搾法で製造された精油は、ほかの製造法の精油に比べ 劣化しにくい。	×
9 真菌の増殖を促す作用を「抗真菌作用」という。	×
10 皮膚の乾燥を防ぐ作用を「保湿作用」という。	○

[×についての解説]

1. 植物の二次代謝産物。
4. 時間がたつと変化する。
7. 主に柑橘類の精油の抽出に使用される。

8. 搾りカスや変化しやすい成分が入るため、
　　劣化が早い。
9.「抗真菌作用」は真菌の増殖を抑える作用。

精油の心身への作用

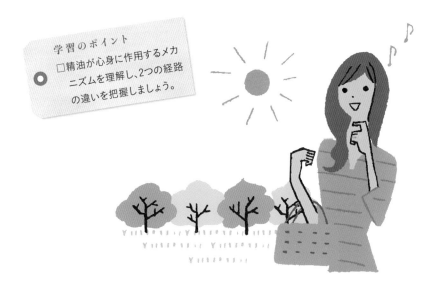

学習のポイント
□精油が心身に作用するメカ
ニズムを理解し、2つの経路
の違いを把握しましょう。

精油の成分が身体に働く経路

❖2つの経路で心身に作用する

精油がさまざまな経路で心身に作用することは、アロマテラピーの楽しみや健康、予防医学、QOL（生活の質）の向上などに役立つでしょう。

精油が人の心と身体に作用する
経路は、大きく分けて2つありま
す。①は嗅覚器から脳へと伝わる
経路、②は皮膚へと伝わる経路で
す。それぞれの経路の違いを理解
することが大切です。

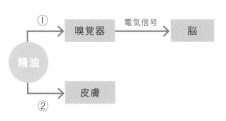

重要　**経路☑チェック**
□嗅覚器から脳へと伝わる経路。
□皮膚へと伝わる経路。

嗅覚器から脳へと伝わる経路

❁複数の物質がにおいを作り出す

　私たちがにおいを嗅ぐ時、何種類ものにおい物質が集まったものを「コーヒーの香り」や「いちごの香り」など、ひとつのにおいとして認識します。精油も同じく、複数の成分のにおい物質が組み合わさり、精油の香りになっています。

❁においの情報が脳へ伝わる仕組み

　鼻から嗅いだ精油のにおい物質は鼻腔の奥にある嗅上皮に届き、そこの先端にある嗅繊毛という嗅細胞がキャッチします。嗅繊毛では、約400種類の嗅覚受容体とにおいの分子が結合し、においの情報が電気信号に変換され、脳の嗅球に伝わります。そこで情報整理され、嗅皮質へ送られるのです。嗅皮質から脳の各部へ送られるルートは3つあり、1つめは扁桃体から視床下部へ、2つめは前頭葉へ、3つめは海馬へと送られるルートです。扁桃体では好き嫌いなどの「感情」が呼び起こされ、視床下部に伝わると、自律神経や内分泌系（ホルモン）、免疫系にも情報を伝達し、においによる生理効果を発生させます。前頭葉では味覚などのほかの感覚との情報が統合されます。海馬では、「記憶」が引き出されます。これらの情報が組み合わさり、においを認識するため、好き嫌いや経験の違いにより、人によって異なる感じ方になるのです。また、体調や生理状態も影響します。

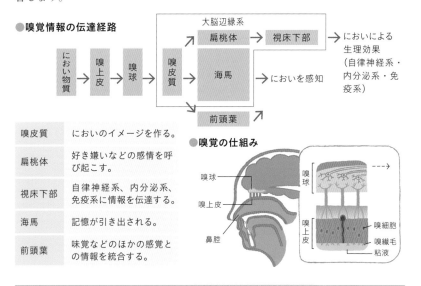

●嗅覚情報の伝達経路

大脳辺縁系

におい物質 → 嗅上皮 → 嗅球 → 嗅皮質 → 扁桃体 → 視床下部 → においによる生理効果（自律神経系・内分泌系・免疫系）

海馬 → においを感知

前頭葉

嗅皮質	においのイメージを作る。
扁桃体	好き嫌いなどの感情を呼び起こす。
視床下部	自律神経系、内分泌系、免疫系に情報を伝達する。
海馬	記憶が引き出される。
前頭葉	味覚などのほかの感覚との情報を統合する。

●嗅覚の仕組み

嗅球

嗅上皮

鼻腔

嗅球

嗅上皮

嗅細胞

嗅繊毛

粘液

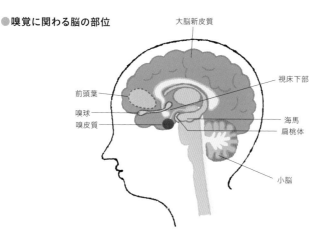

●嗅覚に関わる脳の部位

大脳新皮質

視床下部

前頭葉
嗅球
嗅皮質

海馬
扁桃体

小脳

✿においの情報は大脳辺縁系へすばやく届く

　においを嗅ぐことで、直感的に好き嫌いを判断したり、昔の記憶がよみがえったりするのは、においの情報が伝わるスピードにも関係しています。喜怒哀楽の感情や欲求などの情動をつかさどる扁桃体と、記憶をつかさどる海馬は、脳の大脳辺縁系の中にあり、大脳辺縁系は情動脳とも呼ばれています。嗅覚器官から大脳辺縁系までの距離が短く、仲介する神経の数が少ないため、五感の中でも、嗅覚のにおいの情報は大脳辺縁系にいち早く伝わります。目で見たもの、音で聞いたものより、においを嗅いだ情報がより早く感情や記憶に働きかけるということです。

✿自律神経、内分泌系、免疫系への作用

　「ホメオスタシス」は、食事中の血糖値が上がりすぎないようにしたり、熱い時に汗をかいて体温調節をしたりして、体内環境を一定に保つ働きです。このホメオスタシスの維持には、自律神経、内分泌系、免疫系のバランス調整をする脳の視床下部の働きが関わっているため、特に重要です。心地よい香りを視床下部に伝えることが、心身のバランスを整えることにつながります。

重要　経路☑チェック
□精油のにおい物質は、鼻腔の嗅上皮に届き、嗅繊毛がキャッチして電気信号に変換される。
□電気信号は嗅球から大脳辺縁系の嗅皮質に届き、3つのルートで脳の各部へ送られる。
□1つめは扁桃体から視床下部へ、2つめは前頭葉へ、3つめは海馬へと送られる。

❀精油の肌への作用

　精油成分は分子構造が小さく、また親油性があるため、植物油で希釈することで、皮膚に浸透しやすくなります。精油成分の中には、肌表面の制菌、抗炎症作用があるものや、真皮内の線維芽細胞でコラーゲンやヒアルロン酸を生み出したり、ニキビの炎症を抑制したりするものもあり、美肌への効果も期待されています。

❀皮膚のバリア機能

　肌（皮膚）は、大きく分けて3層に分かれています。外側から表皮、真皮、皮下組織の3つです。表皮には、異物を体内に侵入させないバリア機能があり、表皮の一番外側にある角質層が異物の侵入や外的ダメージから肌を守り、水分の蒸発を防ぐ役割をもっています。角質細胞内では、天然保湿因子（NMF）や、角質細胞間のすき間を埋める細胞間脂質があり、水分の蒸発を防いでいるのです。また、肌から分泌された汗や皮脂が混ざり合って、肌の表面にできた皮脂膜も、肌の潤いを保ち、外部刺激から肌を守る役目があります。しかし、乾燥やストレスなどの要因で、肌表面を守っているバリア機能が低下すると、刺激に敏感になったり、異物やウイルスなどが進入しやすくなってしまいます。また、皮脂が過剰に分泌されると、ニキビの原因にもなります。

❀若々しい肌を保つ真皮

　肌の外側にある真皮の線維芽細胞では、ハリや弾力のもとになるコラーゲン、エラスチン、ヒアルロン酸が作り出されています。この線維芽細胞が、加齢や紫外線などでダメージを受けて衰えると、コラーゲンやエラスチンが変性して弾性を失い、真皮が波打ったようにゆるんでしまいます。この状態が、シワやたるみの原因になります。そのため、真皮の状態は肌の若々しさを保つ重要なポイントになるのです。

 皮膚の仕組み☑チェック
　□肌は表皮、真皮、皮下組織の大きく3つに分かれる。
　□真皮の線維芽細胞は肌の若々しさを保っている。

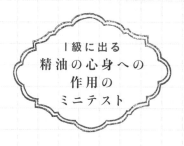

1	香りは鼻の嗅上皮にある嗅細胞で、電気信号に変えられる。	○
2	香りは鼻の嗅細胞で受容され、血液を介して脳へ送られる。	×
3	脳の嗅皮質で香りのイメージが作られ、においを認識する。	○
4	脳の扁桃体は好き嫌いなどの感情を呼び起こす。	○
5	においは脳の扁桃体を通り、海馬へ伝えられる。	×
6	鼻の嗅上皮でにおい物質がキャッチされたあと、においは電気信号に変換され、脳の嗅球に伝わる。	○
7	大脳辺縁系の海馬では、記憶の情報が引き出される。	○
8	大脳辺縁系の扁桃体はホメオスタシスの働きに関わっている。	×
9	精油が心身に作用する経路の1つに、嗅覚器から脳へ伝わる経路がある。	○
10	においは、視床下部、海馬、前頭葉のそれぞれにつながる3つのルートを経て、認識される。	○

[×についての解説]

2. 香りは嗅覚刺激として、その情報が嗅細胞から脳へ送られる。

5. 扁桃体を通ったにおいの情報は、視床下部へ伝えられる。

8. ホメオスタシスの働きに関わっているのは視床下部。

1 **精油について正しいものを1つ選びなさい。**

A　絶対に安全な物質である。

B　親油性である。

C　一次代謝産物である。

D　引火性がない。

2 **植物にとっての精油の役割で、誤ったものを1つ選びなさい。**

A　抗真菌効果

B　誘引効果

C　殺菌効果

D　抗菌効果

3 **芳香蒸留水が得られる精油製造法で正しいものを1つ選びなさい。**

A　圧搾法

B　揮発性有機溶剤抽出法

C　油脂吸着法

D　水蒸気蒸留法

4 **圧搾法について誤ったものを1つ選びなさい。**

A　不純物が混入することが多い。

B　多くは柑橘類の果皮から精油を得る時に使われる方法である。

C　熱による成分の変化がある。

D　昔は手で圧搾し、スポンジに吸わせていた。

5 **精油の特徴について正しいものを1つ選びなさい。**

A　よい香りを放つ性質を揮発性という。

B　植物全体に、均一に含まれている。

C　精油は引火性をもつ。

D　精油と植物油は同じ物質からできている。

解答と解説		
1.	B	親油性をもつ精油は油脂によく溶ける。また、天然成分だからといって100％安全ではない。一次代謝産物ではなく、多くの有機化合物が集まってできたものであり、引火性がある。
2.	C	植物にとっての精油の役割は、誘引効果、忌避効果、抗真菌効果・抗菌効果がある。
3.	D	水蒸気蒸留法では精油と水が得られるが、この水溶性のある芳香成分を含んだ水を芳香蒸留水という。
4.	C	圧搾法は熱を加えずに低温で圧搾するため、熱による成分の変化がほとんどなく、自然のままの香りや色が得られる。
5.	C	よい香りを放つ性質は芳香性という。精油は植物全体に均一に含まれるわけではないため、抽出部位も変わる。植物油は脂肪酸とグリセリンの結合したもので、精油とはまったく別の物質。

1　精油が心身に作用する経路について正しいものを1つ選びなさい。

A　精油→嗅覚器→電気信号→脳
B　精油→嗅覚器→血液循環→脳
C　精油→皮膚→電気信号→身体
D　精油→皮膚→血液循環→脳

2　大脳辺縁系について誤ったものを1つ選びなさい。

A　嗅皮質はにおいのイメージを作る。
B　海馬は特に香りの情報による影響を受ける。
C　情動脳とも呼ばれる。
D　感情や欲求などに関わる。

3　精油の作用について誤ったものを1つ選びなさい。

A　肌をひきしめる作用を収れん作用という。
B　虫よけ作用とは、虫を寄せつけない作用をいう。
C　抗菌作用とは、細菌などの病原体を殺す作用である。
D　尿の排泄を促進する作用を利尿作用という。

4　精油の心身への作用について正しいものを1つ選びなさい。

A　精油の香りは電気信号に変換され、1つのルートで脳へ伝わる。
B　嗅球に届いた香りは、脳の大脳辺縁系のみに伝わる。
C　嗅細胞の細く伸びた突起には、数本の嗅繊毛がある。
D　視床下部は記憶の処理に関わる。

5　揮発性有機溶剤抽出法について正しいものを1つ選びなさい。

A　溶剤に香り成分だけが溶け込む。
B　柑橘類の果皮から精油を抽出する。
C　油脂吸着法に代わって行われるようになった。
D　遠心法で分離して精油を抽出する。

解答と解説		
1.	A	嗅覚器（鼻）から入った精油（香りの成分）は、電気信号を発生させて、脳に送られる。
2.	B	香りの情報による影響を特に受けるのは視床下部。視床下部は自律神経系や内分泌系・免疫系などのバランス調整を行う。
3.	C	抗菌作用は細菌の増殖を抑える作用。また、人体にとって有害な細菌などの病原体を殺す作用を殺菌作用という。
4.	C	香りは3つのルートで脳に伝わり、嗅球に届いた香りは前頭葉に達するものもある。記憶の処理に関わるのは海馬。
5.	C	溶剤にはワックス成分も溶け込み、のちに分離させる。柑橘類の果皮から、遠心法で分離して精油を抽出するのは圧搾法。

アロマテラピー検定 香りテスト対策

試験には、香りを嗅いで精油名を答える問題が出題されます。
何度も練習し、香りの特徴を押さえておきましょう。

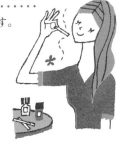

⇩ 香りテストの練習

● 毎日1種ずつ香りを覚える

まずはひとつずつ、特徴と照らし合わせながらに
おいを嗅ぎ、自分のイメージを作っていきます。画
用紙を小さく切ったものか、化粧用のコットンで試
香紙を作り、精油を1滴つけて嗅いでみます。静かで
リラックスできる空間で行いましょう。その香りか
らイメージするものを、ノートに書きとめておきます。

アロマテラピー検定の香りテストに対応した、精
油の入門セットも発売されています。こういったも
のを活用し、少しずつ香りを覚えていくのもよいで
しょう。

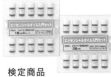

検定商品

1級、2級それぞれの香りテ
スト対象の精油が少量ずつ
入ったセットが販売されてい
ます。検定対策にはもちろん、
いろいろな香りを試してみる
のもよいでしょう。

● 特徴のある香りを覚える

次のステップでは、似たような香りをグルーピングして、違いを嗅ぎ分けられ
るようにしていきましょう。柑橘系、森林系、ハーブ系、フローラル系などの系
統別に取り組むと、やりやすいかもしれません。2〜3種ずつグルーピングし、
その違いを自分なりに認識していきましょう。

⇩ 似ている香りに注意

最後は、自分が苦手な、覚えにくいものを徹底してレッスンします。同じ系統
では似た香りがしますので、注意しましょう。わかりにくい時は、少し時間を置
いてからトライしてみましょう。

⇩ 香りイメージシートを作ろう

紙に精油名を書いて香りをしみ込ませ、持ち歩いて覚えるのもよいでしょう。
また、上項で紹介したノートも活用しましょう。自分だけのイメージをもち、記
憶にとどめるようにすれば、それぞれの精油の特徴を理解しやすくなります。

それぞれの精油のイメージを書き込み、何度も見て覚えるようにしましょう。

香りの試し方

❧ 精油をティッシュペーパーなどに落としましょう

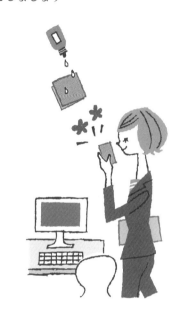

　多くの精油ビンにはドロッパー（中栓）がついており、ビンを斜めに傾けると1滴ずつ精油が落ちてくるようになっています。まず、ティッシュペーパーなどに精油を1滴落としましょう。精油は種類によって粘度が異なっており、落ちてくる速度も違いますので、1滴が落ちてくるのを待ちます。精油ごとの特徴を感じながら、この時間も楽しみましょう。周囲に飛び散ったり、一度に何滴も落ちてくる場合もあるので、ビンは決して振らないようにします。色がつく精油もあるので注意しましょう。

　香りを確認する際には、ティッシュペーパーなどではなく、試香紙（ムエット）という専用の紙を利用するのもよいでしょう。

❧ 鼻に近づけて香りを確認しましょう

　精油を落としたティッシュペーパーなどを、鼻の近くで軽く振ってみましょう。そして、空気中に拡散させた香りをゆっくりと嗅ぎます。鼻に精油が直接つかないよう、ティッシュペーパーなどとの距離には気をつけてください。

　また、刺激の強い香りは粘膜を刺激する場合があるので、注意が必要です。香りを試す時間が長くなりすぎないよう、体調にも気をつけながら楽しみましょう。

 香りの試し方☑チェック
□精油は種類によって、落ちてくる速度が異なる。
□精油ビンは決して振らないで、精油が落ちるのを待つ。
□香りが粘膜を刺激する場合があるので注意する。

正しい精油の選び方

✿アロマテラピーの専門店で購入しましょう

　最近では通信販売などでも精油を購入できますが、初めての場合は、アロマテラピーの専門店で購入することをおすすめします。店頭で実際に香りを嗅いで選べるだけでなく、知識の豊富な販売員のいる専門店では、精油に関する情報や使用方法などを相談しながら買うことができるので安心です。

　なお、アロマテラピーでは100％植物から抽出された精油を使います。「アロマオイル」などの商品名のものは、精油とは異なった類似品のこともあるので、気をつけましょう。

✿好きな香りを選びましょう

　アロマテラピーでは、自分にとって心地よい香りを選ぶことが大切です。心地よい香りが嗅覚器を介して脳に伝わることで、リラックス効果やリフレッシュ効果がもたらされるのです。心地よいと感じない香りは逆効果の場合もあるので、注意しましょう。好きな香り、興味をもった香りから始めましょう。

✿遮光ビンに入ったものを購入しましょう

　精油は光や熱によって劣化するので、遮光性のガラスビンに入ったものを購入します。ビンの口にドロッパー（中栓）がついているものが使いやすく、便利です。

✿精油に表示されている情報に目を向けましょう

　購入前に、精油の表示事項も確認しましょう。AEAJ では、製品情報や使用上の注意をわかりやすく表示しているかどうかを審査し、基準に達したものは「AEAJ 表示基準適合認定精油」として認定しています。

精油の製品情報　　　　　　　　　　　（AEAJ 表示基準適合精油認定制度より）

1. ブランド名	5. 抽出方法
2. 品名（精油の名前・通称名）	6. 生産国（生産地）または原産国（原産地）
3. 学名	7. 内容量
4. 抽出部分（部位）	8. 発売元または輸入元

Chapter
4

アロマテラピーの歴史

人間は、はるか昔から芳香植物や精油を生活に取り入れ、役立ててきました。アロマテラピーが、儀式、医療、美容など歴史上のさまざまな場面で取り入れられ、いくつもの時代を経て発展し、今日にいたるまでの背景をたどりましょう。

アロマテラピーの歴史

古代 〜アロマテラピーの源流〜　1級

♣古代エジプト【神殿で薫香を使用】

　神殿では魂が天国に導かれることを願い、香煙がたかれていました。当時使用されていた香料は乳香や没薬などの樹脂で、これらは薫香として用いられていました。特に焚香料のキフィーは特別に上等で、神事や王の葬儀などにも焚かれたとされています。香料や香水を表す「perfume」という言葉にも、「煙を通して」という意味があります。これはラテン語の「per（通して）」と「fumum（煙）」に由来します。なお、乳香や没薬はエジプトでは産出されない大変貴重なもので、周辺諸国との交易によって得られました。

　また、古代エジプト人の独特の死生観を表すものに、ミイラがあります。ミイラの語源はミルラ（没薬）ともいわれています。ミイラ作りのため、遺体から取り出された内臓は香油で清められました。また、内臓を取り出された遺体にも、詰めものとして植物や香料が用いられ、防腐や殺菌に役立ちました。

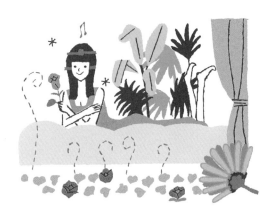

❀古代ギリシャ【医学・哲学の誕生】

＜ヒポクラテス＞

　医学や哲学が誕生したギリシャでは、植物やその香りは治療や燻蒸に利用されていました。しかし、その治療は、神官などが呪術的な手法で行うものでした。医学者のヒポクラテスはそうした手法から医療を切り離し、症状の観察や医師の経験を重視しながら、病気を自然現象として科学的にとらえました。現代にも通じる医学の基礎を築いた彼は「医学の父」と呼ばれ、その考えは『ヒポクラテス全集』に表されています。彼の治療薬には芳香植物が含まれており、芳香植物を生のまま、あるいは乾燥させて燻蒸するという治療法も行っていました。

＜テオフラストス＞

　「植物学の祖」と呼ばれる哲学者テオフラストスは、植物を科学的に分類することを試みました。著書『植物誌』には500種類に及ぶ植物が記載され、香料として用いられた芳香植物が、香料の調合・製造・使用方法も含めてまとめられています。当時の香料は、主に芳香植物をすりつぶして粉末にしたものや、ワイン・オリーブ油などに漬け込んで香りを移したものでした。

❀古代ローマ【ギリシャ医学・哲学の発展】

　古代ローマでは、古代ギリシャの医学や哲学が受け継がれ、発展しました。

＜ディオスコリデス＞

　ギリシャ人医学者ディオスコリデスは、皇帝ネロの軍医として働き、各地への遠征で観察しながら得た知識を『マテリア・メディカ(薬物誌)』にまとめています。これは約600種類の植物の生育地や効能、薬としての調合方法などが記されており、植物薬学の重要な古典として、その後千数百 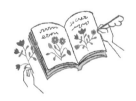 年間利用されました。後世には写本によって受け継がれています。特に有名な写本は彩色した植物画が400枚も添えられた「ウィーン写本」で、512年頃に製作されたといわれています。

 古代の歴史☑チェック
　□**古代エジプト**：神殿で、乳香や没薬を薫香として用いた。
　□**古代ギリシャ**：医学・哲学が誕生。
　・ヒポクラテス（医学の父）『ヒポクラテス全集』
　・テオフラストス（植物学の祖）『植物誌』

<プリニウス>

　77年には博物学者であり軍人だったプリニウスによって、全37巻にわたる大作『博物誌』が著されました。これは当時の自然に関する知識や情報の集大成とされていますが、植物や植物薬剤についても広く言及しています。

<ガレノス>

　ヒポクラテス医学を基礎として、体系的な学問としての医学を築いたのがギリシャ人医学者ガレノスです。コールドクリームをはじめとする、植物や自然素材を用いた「ガレノス製剤」は、現在までその処方が受け継がれています。ガレノスはヨーロッパ医学の権威として崇められ、アラビア医学にも影響を与えました。

❀古代ローマ【公衆浴場の建設】

　古代ローマ時代は、各都市にテルマエ（Thermae）と呼ばれる公衆浴場が建設されています。テルマエは球技場や図書館が併設されるなど、社交の場でもありました。代表的な遺跡が「カラカラ浴場」です。ここではマッサージやあかすりの際に、香油を全身に塗っていたといわれます。また、ギリシャ人同様、香りをこよなく愛したローマ人は、宴会や儀式などの時、部屋の床に花を敷きつめていたようです。特にバラを熱狂的に愛して、バラの香りの噴水やバラの酒を楽しんだり、バラの香油を身体に塗ったりしていました。

❀古代中国【東洋の本草書】

　西洋ではディオスコリデスの『マテリア・メディカ』が植物薬学の古典ですが、これと並び称される東洋の薬草学書が『神農本草経』です。中国では薬物について記した本を本草書と呼びますが、『神農本草経』は漢の時代（2〜3世紀）にまとめられた中国最古の本草書です。これは5世紀末に陶弘景によって再編さんされ、730種類の薬石を記した『神農本草経 集注』として現代に伝えられています。これらの本に記された本草学は、やがて中医学として確立していきました。

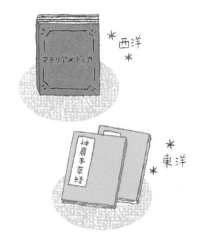

　＊西洋＊

　＊東洋＊

❁古代インド【アーユルヴェーダの誕生】

約3000年以上前の古代インドでは、アーユルヴェーダという伝統療法が誕生したといわれています。「アーユルヴェーダ」は「Ayus（生命）」と「Veda（知識）」をつないだ造語です。これは医学だけでなく、宇宙観や自然観をも含む哲学で、具体的な生活の方法まで含んでいます。アーユルヴェーダはインド・スリランカを中心に、現在でも受け継がれています。

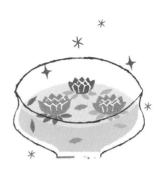

Column

＜古代＞『新約聖書』と香り

『新約聖書』によれば、B.C.7年頃にイエス・キリストが誕生した時、東方の三賢人（博士）と呼ばれる人々が黄金と乳香と没薬をイエスに捧げたといいます。当時における乳香と没薬は、黄金と同等の価値がある貴重なものだったからです。イエスはこの世界に降り立った救世主だったため、救世主に捧げるにふさわしい品物と考えられたのでしょう。現在の乳香と没薬はアロマテラピーに利用され、香料としても広く利用されています。

また『新約聖書』では30年頃にイエスを葬る時、「ナルドの香油」というものを塗ったとあります。これはスパイクナルドというチベット地方が原産の植物を、油に浸出させた（浸して、しみ出させた）ものだったとされています。

 古代の歴史☑チェック
- □**古代ローマ**：古代ギリシャ医学・哲学が発展。
  - ・**ディオスコリデス**『マテリア・メディカ（薬物誌）』 ・**プリニウス**『博物誌』
  - ・**ガレノス**「ガレノス製剤」
- □**古代ローマ**：テルマエ（公衆浴場）を建設。
- □**古代中国**：陶弘景が『神農本草経』を『神農本草経集注』に再編さん。
- □**古代インド**：「アーユルヴェーダ」が誕生。

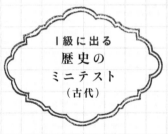

1級に出る 歴史の ミニテスト（古代）

1 アーユルヴェーダは、インド、スリランカを中心に
今なお受け継がれる伝統療法である。　　　　　　　○

2 「perfume」とは、ラテン語で「煙を通して」という意味。　○

3 古代ギリシャの医学者ヒポクラテスは
「植物学の祖」と呼ばれる。　　　　　　　　　　　×

4 古代ギリシャの哲学者テオフラストスは
『植物誌』を著した。　　　　　　　　　　　　　○

5 ギリシャ人医学者ディオスコリデスが、
コールドクリームなどの製剤をまとめた。　　　　×

6 古代ローマの博物学者プリニウスは、『博物誌』を著した。　○

7 ディオスコリデスは皇帝ネロの軍医として働いた。　　○

8 『マテリア・メディカ』は、最も古い本草書。　　　×

9 古代ローマでは、テルマエと呼ばれる図書館が
建設された。　　　　　　　　　　　　　　　　　×

10 『神農本草経』は陶弘景によって再編さんされた。　　○

[×についての解説]

3. ヒポクラテスは「医学の父」。
5. コールドクリームはガレノス。彼の製剤は「ガレノス製剤」と呼ばれた。
8. 『マテリア・メディカ』は、植物薬学の重要な古典。最古の本草書は『神農本草経』。
9. テルマエは公衆浴場。

アロマテラピーの歴史

中世 ～香料・植物療法の発達～

❀中世アラビア・イスラム世界【ユナニ医学の発展】

崩壊した西ローマ帝国の文化と科学は、イスラム帝国に受け継がれました。イスラム帝国では、古代ギリシャのヒポクラテスや、古代ローマのガレノスの著書がアラビア語に翻訳され、ギリシャ医学をもとにイスラム周辺地域の医学的知識を統合したユナニ医学が発展しました。「ユナニ」とはアラビア語でギリシャを意味します。また、8世紀から12世紀にかけては、アルコールの発明、アラビア式蒸留法の確立など、アラビア医学・化学が隆盛期を迎えました。

＜イブン・シーナー＞

イスラム帝国時代に活躍した医師イブン・シーナーは、ローズウォーターなどの芳香蒸留水*を治療に用いました。彼の著書である『医学典範（カノン）』は、17世紀頃までヨーロッパの医科大学の教科書として使われていました。また、イブン・シーナーは医師でありながら哲学者でもあり、天文学・数学・文学といった幅広い学問に精通していたといいます。

＊芳香蒸留水

　現在は精油を蒸留する際に副産物として得られる芳香蒸留水を利用するが、当時は芳香蒸留水そのものを得るために蒸留が行われた。現在でも、イスラム社会では芳香蒸留水を手や身体にかけたり、床にまいて清めたりする習慣が受け継がれている。

❀中世ヨーロッパ【僧院医学の発展】

中世ヨーロッパでは修道院内で薬草を栽培して治療に利用し、また修道士たちが医療の知識も伝えていました。これが「僧院医学（修道院医学）」です。僧院医学の発展により医学校が開設され、イタリアのサレルノやフランスのモンペリエの医学校は医科大学に発展しました。医学校建設の背景には、1096年から約200年間行われた十字軍の遠征*もあります。これはイスラム世界の知識や学問をヨーロッパにもたらし、香りの文化に影響を与えました。イブン・シーナーの『医学典範』などアラビア語の本がラテン語に翻訳され、蒸留の技術も伝わりました。

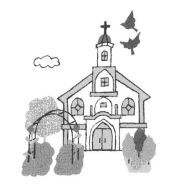

＜ヒルデガルト＞

　中世ドイツの修道女ヒルデガルトは、ハーブを活用した治療法に関する著書を残して、ドイツ植物学の基礎を築いたといわれます。最初にラベンダーの効能を紹介したのも彼女とされています。

　14世紀中頃、ハンガリーの王妃に「ハンガリアン・ウォーター」という水が献上されました。70代だった王妃の手足の痛みを取り除くためだったようですが、この水が若返りの効果を発揮し、王妃はポーランドの王子に求婚されたそうです。以来、「ハンガリアン・ウォーター」は「若返りの水」として評判になったといいます。「ハンガリアン・ウォーター」はローズマリー精油と純度の高いアルコールを使って作られていたもので、薬や化粧水など肌につけるものとして使用されました。

＊十字軍の遠征（1096 ～ 1270 年頃）

　1096年、3大宗教（キリスト教・イスラム教・ユダヤ教）の聖地エルサレムがイスラム教徒に占領されたため、ローマ教皇により招集され、聖地回復のため行われた軍事行動。軍事的には失敗したが、以降盛んになる東西交流の礎となった。

❀中世ヨーロッパ【ペストの流行】

　ペスト（黒死病）の流行は当時のヨーロッパ社会を揺るがしました。街頭ではその対策として、ハーブやスパイス、樹木・樹脂による燻蒸が行われ、魔よけのポマンダー（果実にクローブなどを詰め乾燥させたもの）が身につけられていました。17世紀のフランスで、ペスト患者の亡骸から金品を盗んでもペストにかからなかった泥棒が話題になり、彼らが全身に塗ったというハーブを酢に漬け込んだハーブビネガーのレシピ「盗賊のビネガー」が流行したといわれています。

 中世の歴史☑チェック
□**中世アラビア・イスラム世界**：イスラム帝国でユナニ医学が発展。
・イブン・シーナー『医学典範（カノン）』
□**中世ヨーロッパ**：僧院医学（修道院医学）が発展し、医学校が開設。
　　　　　　　　　ペスト（黒死病）が流行し、人々はポマンダーを身につけた。
・ヒルデガルト…ハーブの活用法に関する著書を残す。

近世から近代～産業・近代科学の発展～

❀近世ヨーロッパ【ルネサンスの始まり】

　ルネサンスとは、ギリシャ・ローマの古典文化の復興を目指して起こった文化運動で、「再生」や「復興」を意味します。14世紀のイタリアで始まったこの運動は、ヨーロッパ諸国に広まりました。ルネサンス期のヨーロッパでは、中国で発明された火薬・羅針盤・活版印刷の技術が伝わり、印刷技術が発展して薬用植物に関する書物の出版も盛んになりました。また、ルネサンス芸術の開花と並行し、香料への関心も高まっていきました。

❀近世ヨーロッパ【大航海時代の始まり】

　近世ヨーロッパの食生活に欠かせないものにスパイスがありますが、15世紀の地中海交易はオスマン帝国に支配され、スパイスにも高い関税がかけられていました。そのため、新たな交易ルートを開拓しようと、ヨーロッパの国々は競って新しい領土の獲得に乗り出しました。こうして始まったのが大航海時代です。
羅針盤の技術が伝わったことで、遠洋航海が可能になったという背景もあります。アメリカ大陸やアフリカ大陸への進出もすすみ、ヨーロッパにはバニラやチリ、カカオなど新しい植物が持ち込まれました。

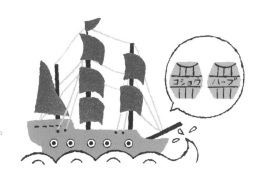

❀近世イギリス【ハーバリストたちの活躍】

　ルネサンスの影響は医学にも及び、薬用植物に関する書物の普及に伴って16、17世紀に「ハーバリスト」と呼ばれる人々が登場しました。彼らが特に盛んに登場したのはイギリスで、『The Herball（本草書）』を著したジョン・ジェラードや、ジョン・パーキンソンなどが代表的な人々です。またニコラス・カルペッパーは『The English Physician』を著し、薬草と占星術を結びつけるとともに、薬草は太陽や月など惑星の支配を受けると論じました。

❀近世ヨーロッパ【香料産業の発展】

　ヨーロッパでは、16世紀頃から香料として精油が製造され始めました。香料を使ったのは王侯貴族たちです。香料は芳香目的だけでなく、治療薬としても使われたようです。香料文化はイタリアからフランスの社交界に伝わり専属の調香師を雇ったり、身につける人の名前で香りを呼ぶなど白熱しました。

　ヨーロッパの香料産業は手袋の製造業から始まります。十字軍として遠征した騎士たちがイスラム兵の賦香革手袋（ふこう）を持ち帰り、これに影響を受けて社交界に流行しました。手袋製造の中心地だった南フランスのグラース地方でも、流行に合わせて香りつき手袋が作られます。温暖なこの地方には芳香植物があふれており、香料の生産にも適していました。グラースはその後、「香水の都」として世界に知られる香料産業の中心地となりました。

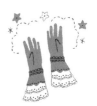

❀近世ドイツ【「ケルンの水」が発売】

　現在、一般的に知られている「オーデコロン」という言葉は、フランス語の「Eau de Cologne（ケルンの水）」に由来します。これは17世紀末、イタリア人のジョヴァンニ・パオロ・フェミニスがドイツのケルンで売り出したイタリアの芳香水です。イタリアでは「アクアミラビリス(すばらしい水)」という名で流行

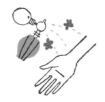

していました。芳香そのものを楽しむこの水は、上質のアルコールとベルガモットを中心とした精油で処方され、ジョヴァンニ・マリア・ファリーナが製造を受け継ぎます。のちにケルンを占領したナポレオンも、この水を愛用しました。

❀近代植物学の始まり

　現在、植物の学名には属名と種小名の「二名法」が用いられますが、この分類体系の基本を作ったのがカール・フォン・リンネです。科学的な方法で特定の植物を分類することで、ひとつの植物に複数の名称がつくことが避けられるようになりました。大航海時代以降は、大洋航海に植物学者が同行し、「プラントハンター」としてアジアやアフリカ、中南米の未知の植物を紹介するようになります。18世紀にオーストラリア大陸を探検したジェームス・クックに同行したジョセフ・バンクスなどが有名で、彼は太平洋地域に自生していたユーカリやミモザなどをヨーロッパに紹介しました。

❧ 近代化学工業の発展

19世紀には薬用植物から有効成分が分離精製されるようになり、さらに同じ成分を石油や石炭といった鉱物原料から化学工業的に作り出せるようになりました。近代的な化学工業技術によって、いろいろな効果・作用をもつ薬や合成香料が登場したのです。

Column

歴史上のレシピを再現

アロマテラピーの歴史上に残っている香りのレシピを実際に作って再現してみましょう。

ハンガリアン・ウォーター（p.124）

〔材料〕（50mℓを作る場合）
・芳香蒸留水（ネロリ）　25mℓ
・芳香蒸留水（ローズ）　20mℓ
・グリセリン　5mℓ
・ローズマリー精油　2滴
・ラベンダー精油　1滴

〔作り方〕
グリセリンと精油を混ぜ、芳香蒸留水を加えてさらによく混ぜる。

盗賊のビネガー（p.124）

〔材料〕（60mℓを作る場合）
・白ワインビネガー　20mℓ
・水　40mℓ
・ブラックペッパー精油　2滴
・ペパーミント精油　2滴
・ローズマリー精油　2滴
・ラベンダー精油　2滴

〔作り方〕
白ワインビネガーと精油を混ぜ、水を加えてさらによく混ぜる。

　近世から近代の歴史☑チェック

☐**近世ヨーロッパ**：ルネサンスで薬用植物に関する書物が出版される。
　　　　　　　　　大航海時代でスパイスと新しい植物がもたらされる。
☐**近世イギリス**：ハーバリストたちが活躍。
・ジョン・ジェラード『The Herball（本草書）』
・ジョン・パーキンソン
・ニコラス・カルペッパー『The English Physician』
☐**近世ヨーロッパ**：手袋の製造業から香料産業が発展。
　　　　　　　　　南フランスのグラース地方が「香水の都」に。
☐**近世ドイツ**：「Eau de Cologne（ケルンの水）」が売り出される。
☐**近代**：カール・フォン・リンネ「二名法」
　　　　　プラントハンターが大陸の植物を紹介。
　　　　　化学工業の発展で合成香料が登場。

現代～アロマテラピーの登場と普及～

アロマテラピーの歴史

❁アロマテラピーを誕生させたルネ・モーリス・ガットフォセ

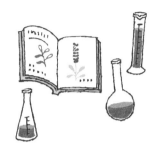

フランス人化学者ルネ・モーリス・ガットフォセは、実験中にやけどを負い、その治療にラベンダー精油を使用した経験から、精油の治療的な効果に目覚めました。研究に没頭した彼が1937年に著したのが『Aromathérapie』です。「アロマテラピー」という用語も、彼が造語したものです。「アロマ」が芳香、「テラピー」は療法を意味します。

❁アロマテラピーを実践したジャン・バルネ

フランスの軍医ジャン・バルネは、インドシナ戦争の負傷者たちの治療に、精油から作った薬剤を使用しました。その成果は1964年、『AROMATHERAPIE（植物＝芳香療法）』にまとめられました。彼は医療現場で医師や薬剤師たちへのアロマテラピー啓発に尽力しました。

フランスでは主に精油を薬として用いる方法の研究が行われており、これが今日にいたるフランスのアロマテラピーの特徴となっています。

❁ホリスティック・アロマテラピーの基礎を築いたマルグリット・モーリー

1960年代にフランスで活躍したマルグリット・モーリーは、精油を使った心身の美容と健康法という新しい考え方をアロマテラピーに取り入れた人物です。アジアの伝統的な医学や哲学を研究し、精油を植物油で希釈したトリートメントオイルでのマッサージを提案しました。この方法は、従来のフランスの内服中心、薬理作用重視のアロマテラピーとは対照的なもので、精神と肉体のアンバランスを正常化する方法論を示しています。1961年に出版された『Le capital 'Jeunesse'（最も大切なもの…若さ）』はのちに英訳され、イギリスのアロマテラピー界に大きな影響を与えました。彼女の研究成果は、多くのアロマセラピストが実践的に展開していきます。これが、のちにホリスティック・アロマテラピーと呼ばれるものです。

❦日本でのアロマテラピーの先駆者 鳥居鎮夫

日本では東邦大学名誉教授の鳥居鎮夫が、随伴性陰性変動（CNV）と呼ばれる特殊な脳波を用いて、ラベンダーやジャスミンの香りの鎮静・興奮作用を実証し、1986年のイギリスのシンポジウムで実験結果を発表しました。彼はイギリスのアロマセラピストとも交流があり、アロマテラピーの学術研究の先駆者として評価されています。

❦におい分野の研究

2004年のノーベル生理学・医学賞は、米国のリチャード・アクセル博士とリンダ・バック博士の研究「嗅覚システムの組織とにおいの受容体」（odorant receptors and the organization of the olfactory system）でした。この研究は、人々がどのように「におい」を識別して記憶するかを解明しています。またこの研究によって、嗅細胞におけるにおいの受容体を作る遺伝子の数が、すべての遺伝子数の約3%を占めていることが発見されました。

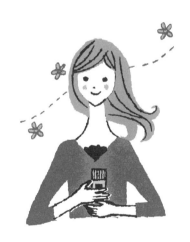

 現代の歴史 ☑ チェック
重要
- □ 1937年ルネ・モーリス・ガットフォセ『Aromathérapie（アロマテラピー）』
- □ 1961年マルグリット・モーリー『Le capital 'Jeunesse'（最も大切なもの…若さ）』
- □ 1964年ジャン・バルネ『AROMATHERAPIE（植物＝芳香療法）』
- □ 1986年鳥居鎮夫が随伴性陰性変動（CNV）を用いて、香りの心理効果を実証。
- □ 2004年「嗅覚システムの組織とにおいの受容体」の研究がノーベル生理学・医学賞に。

❀飛鳥時代【香木の伝来】

　香りについて記した最も古い日本の文献は『日本書紀』です。推古天皇3年（595年）に、淡路島へ香木が漂着したと記されています。これは沈水香木（沈香）と呼ばれる、ジンチョウゲ科の香木でした。このエピソードは、ほかにも『聖徳太子伝暦』や『水鏡』などに記されています。沈香は現在でもお香の原料として使用されています。

❀平安時代【貴族とお香】

　平安時代の貴族たちは「お香」を楽しんでいました。「空薫物」と呼ばれるお香をたく生活を送ったり、衣服や寝具に香を燻す「薫衣」、衣服や寝具に香を焚きそめる「薫物合」といった、調合した香薬の優劣を品評する遊びが流行したりしました。この頃の実際の様子は、『源氏物語』の「梅枝の帖」などを見るとよくわかるでしょう。

❀室町時代【香道の成立】

　室町時代に入ると、文化としての香道が確立されます。香道とは、香りを楽しむことを基本とする伝統的な芸道のこと。この時に成立した香道の文化は、現在まで日本文化として根付き、親しまれています。

❀日本における香料産業の始まり

　日本では明治時代以降に、西洋から石けん、香水、薬酒などが輸入され、香り文化が大きく変わりました。そして、精油を目的とした植物の栽培が始まりました。

　明治時代初頭には、北海道の北見市を中心にハッカ（薄荷）が栽培されていました。昭和45年頃まで農産物として盛んに栽培され、香料の原料として採取されました。昭和12年には香料会社が化粧品香料として栽培することを目指し、ラベンダーの種子をフランスから入手します。各地でテスト栽培を行った結果、最適と判断された北海道の富良野地方に、品種改良や栽培研究が集約されていきました。

　ハッカなどの日本に古くから自生する植物や、生活になじみのある植物から作られる和精油は、国内外で今でも注目されています。

❀「日本アロマテラピー協会（現AEAJ）」の設立

日本におけるアロマテラピーの先駆けとなったのは、1985 年に出版された
ロバート・ティスランドの著書『アロマテラピー〈芳香療法〉の理論と実際
(The Art of Aromatherapy)』の翻訳です。1990 年代には、日本でも専門誌が
創刊されるなどして、急速にマスメディアでアロマテラピーが紹介され始めます。
アロマテラピーが急速な広がりを見せる一方、専門家たちは、精油の安全な使い
方や活用法の標準化を求めるようになります。

そんな状況にあった 1996 年 4 月、アロマテラピーの健全な発展と普及啓発を
目的に設立されたのが、中立の非営利団体（任意団体）である「日本アロマテラ
ピ　協会（AAJ）」です。AAJ はアロマテラピーの安全な使い方の普及を図り、
アロマテラピー検定などの各種資格認定制度を創設するなど、安全なアロマテラ
ピーの普及に努めました。2005 年には「社団法人 日本アロマ環境協会
（AEAJ*）」、2012 年には「公益社団法人 日本アロマ環境協会（AEAJ）」と名称
を変え、AAJ の事業は AEAJ が継承しました。

AEAJ はアロマテラピーを普及する、日本で唯一の公的法人（公益社団法人）
として、アロマテラピーの健全な普及・啓発活動と、自然の香りある心地よい環
境（アロマ環境）作りを積極的に推進しています。

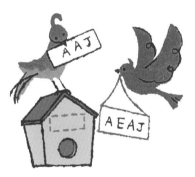

* AEAJ　Aroma Environment
　Association of Japan の略。

重要　日本の歴史☑チェック
　□**飛鳥時代**：淡路島へ香木が漂着した（『日本書紀』）。
　□**平安時代**：貴族に「空薫物」「薫衣」「薫物合」が流行（『源氏物語』）。
　□**室町時代**：香道が確立。
　□**明治時代**：北海道の北見市でハッカ（薄荷）を栽培。
　□昭和12年　北海道の富良野地方でラベンダーを栽培。
　□ 1996 年　日本アロマテラピー協会（AAJ）設立。
　□ 2005 年　社団法人 日本アロマ環境協会（AEAJ）
　□ 2012 年　公益社団法人 日本アロマ環境協会（AEAJ）

❀アロマテラピーの歴史年表

年代や国ごとに、主な出来事や活躍した人物、その著書などを覚えましょう。

	年代	国	出来事・活躍人物・著書
古代	紀元前	エジプト インド	神殿で薫香が使用される 「アーユルヴェーダ」が誕生する
	5〜4世紀	ギリシャ	ヒポクラテス（医学の父）（『ヒポクラテス全集』）
	4〜3世紀	ギリシャ	テオフラストス（植物学の祖）『植物誌』
	A.D.1世紀	ローマ	ディオスコリデス『マテリア・メディカ』
		ローマ	プリニウス『博物誌』
	2世紀	ローマ	ガレノス「ガレノス製剤」 テルマエ（公衆浴場）が建設される
	5〜6世紀	中国	陶弘景『神農本草経集注』
	595	日本（飛鳥時代）	淡路島に香木が漂着する（『日本書紀』）
中世	11世紀	アラビア・イスラム世界 日本（平安時代）	イブン・シーナー『医学典範（カノン）』 平安貴族が「空薫物」「薫衣」「薫物合」で香を楽しむ（『源氏物語』）
	12世紀	ドイツ	ヒルデガルトがドイツ植物学の基礎を築く
近世〜近代	14世紀	ヨーロッパ	中世から引き続きペスト（黒死病）が流行する ルネサンスが始まる
	15世紀	日本（室町時代）	香道が成立する
	16〜17世紀	イギリス ヨーロッパ	ハーバリストが活躍する 香料産業が発展する
	17世紀	ドイツ	「ケルンの水」が発売される
	18世紀	スウェーデン ヨーロッパ	カール・フォン・リンネ「二名法」 プラントハンターが活躍する
	1890年代	日本（明治時代）	北海道でハッカ（薄荷）栽培が始まる
現代	1937		ルネ・モーリス・ガットフォセ『Aromathérapie』 「アロマテラピー」という用語が誕生する
	1961		マルグリット・モーリー『La capital 'Jeunesse'（最も大切なもの…若さ）』
	1964		ジャン・バルネ『AROMATHERAPIE（植物＝芳香療法）』
	1986		鳥居鎮夫が「随伴性陰性変動（CNV）」についての研究結果を発表する
	1996		「日本アロマテラピー協会（AAJ）」が設立される
	2004		リチャード・アクセル博士とリンダ・バック博士の「嗅覚システムの組織とにおいの受容体」の研究が、ノーベル医学生理学賞を受賞する
	2005		「（社）日本アロマ環境協会（AEAJ）」
	2012		「（公社）日本アロマ環境協会（AEAJ）」

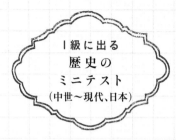

1 イブン・シーナーは芳香蒸留水を治療に用いた。　　○

....

2 ヒルデガルトは、現在のイギリスの植物学の基礎を
築いた。　　×

....

3 十字軍遠征から戻った騎士たちの間で賦香革手袋が流行した。　　○

....

4 ニコラス・カルペッパーは『The English Physician』
を著した。　　○

....

5 イタリアのグラース地方は香料産業の中心地となった。　　×

....

6 「オーデコロン」という言葉は、
ラテン語の「perfume」が由来である。　　×

....

7 「アロマテラピー」はジャン・バルネが造語した。　　×

....

8 マルグリット・モーリーは、アロマテラピーに精油を使った
マッサージを取り入れ、イギリスのアロマテラピー界にも
大きな影響を与えた。　　○

....

9 『日本書紀』には、淡路島に漂着した香木の記述がある。　　○

....

10 室町時代に香道は成立した。　　○

....

【×についての解説】

2. ドイツの植物学の基礎を築いた。
5. グラース地方は南フランスにある。
6. フランス語の「ケルンの水（Eau de Cologne）」が由来。
7. ルネ・モーリス・ガットフォセが造語。

1 1964 年に『AROMATHERAPIE』をまとめた著者を I つ選びなさい。

A　ルネ・モーリス・ガットフォセ
B　ジャン・バルネ
C　マルグリット・モーリー
D　リチャード・アクセル

2 「アロマテラピー」という用語を造った人物で正しいものを I つ選びなさい。

A　ジャン・バルネ
B　マルグリット・モーリー
C　ルネ・モーリス・ガットフォセ
D　鳥居鎮夫

3 マルグリット・モーリーについて正しいものを I つ選びなさい。

A　ドイツ、中国、チベットの伝統的な医学や哲学を研究した。
B　著書『Le capital 'Jeunesse'（最も大切なもの…若さ）』が仏訳された。
C　精油と植物油を使った新しい美容法と健康法を生み出した。
D　イギリスで内服中心のアロマテラピーを推奨した。

4 鳥居鎮夫教授について正しいものを I つ選びなさい。

A　脳波を用いて、ローズやネロリの香りの作用を実証した。
B　アロマテラピースクールを開設した。
C　香りの美容効果の研究を行った。
D　随伴性陰性変動（CNV）を用いた。

5 ノーベル賞を受賞した「におい分野」における研究について、正しいものを I つ選びなさい。

A　「嗅覚システムの組織とにおいの受容体」についてまとめた。
B　人々がどのように「アロマテラピー」を識別し、記憶するかを解明。
C　2014 年にノーベル医学生理学賞受賞。
D　全遺伝子数の約 30％を占めることを発見。

解答と解説		
1. B	フランスの軍医だったジャン・バルネは、インドシナ戦争での負傷者たちに精油で作った薬剤を治療に用いたことから、その成果を著書『AROMATHERAPIE』にまとめた。	
2. C	ルネ・モーリス・ガットフォセは、ラベンダー精油をやけどの治療に使用したことで精油の治療的効果に目覚め、1937 年に『Aromathérapie』を著し、用語を造った。	
3. C	アジアの伝統的な医学や哲学を研究した。英訳された著書は、精油によって精神と肉体のバランスを整える、新しい考えを取り入れたものだった。	
4. D	随伴性陰性変動（CNV）と呼ばれる脳波を用いて、ラベンダーやジャスミンの香りの鎮静・興奮作用（心理効果）を実証。	
5. A	「におい」の識別を解明して、2004 年にノーベル医学生理学賞を受賞。嗅細胞にある、においの受容体を作る遺伝子の数は、全遺伝子数の約 3％であることを発見した。	

6 古代ローマの医学者ディオスコリデスについて正しいものを
1つ選びなさい。

A　古代ローマの軍医として働いた。
B　『博物誌』を著した。
C　「植物学の祖」と呼ばれる。
D　ヨーロッパ医学の権威であった。

7 『マテリア・メディカ』について正しいものを1つ選びなさい。

A　プリニウスによって著された。
B　600種の植物が収載される。
C　『博物誌』とも呼ばれる。
D　薬草と占星術を結びつけた。

8 古代ローマの医学者ガレノスについて誤ったものを1つ選びなさい。

A　アラビア医学に影響を与えた。
B　体系的な学問としての医学を築き上げた。
C　「ガレノス製剤」をまとめた。
D　『植物誌』を著した。

9 『神農本草経』について誤ったものを1つ選びなさい。

A　薬草学書である。
B　陶弘景により再編さんされる。
C　『博物誌』と並び称された。
D　古代中国でまとめられた。

10 中世アラビア・イスラム世界の医師イブン・シーナーについて、
誤ったものを1つ選びなさい。

A　芳香蒸留水を治療に用いた。
B　『医学典範』を著した。
C　西ローマ帝国時代に活躍した。
D　哲学者でもあった。

解答と解説	6.	A	ディオスコリデスは古代ローマで皇帝ネロの軍医として働いた。Bはプリニウス、Cはテオフラストス、Dはガレノス。
	7.	B	著者はディオスコリデス。別名は『薬物誌』。薬草と占星術を結びつけ、薬草は太陽や月など惑星の支配を受けると論じたのは、ニコラス・カルペッパー。
	8.	D	ヨーロッパ医学の権威として崇められ、アラビア医学にも影響を与えたガレノスは、体系的な学問としての医学を築き、「ガレノス製剤」をまとめた。Dはテオフラストス。
	9.	C	中国最古の薬草学書である『神農本草経』は、『マテリア・メディカ』と並び称された。5世紀末に陶弘景が『神農本草経集注』として再編さんした。
	10.	C	イブン・シーナーは、イスラム帝国時代に活躍し、ローズウォーターなどの芳香蒸留水を治療に使った。著書『医学典範（カノン）』は、ヨーロッパ医科大学の教科書に。

11 **大航海時代の始まりに直接関係のないものを1つ選びなさい。**
A　香料への関心が高まる。
B　印刷術が発展する。
C　「ケルンの水」が発売される。
D　羅針盤の技術が伝わる。

12 **人物と著作の組み合わせで正しいものを1つ選びなさい。**
A　ジョン・ジェラード ―『The Herball（本草書）』
B　ニコラス・カルペッパー ―『Le capital 'Jeunesse'』
C　ヒルデガルト ―『医学典範（カノン）』
D　ジャン・バルネ ―『Aromathérapie』

13 **「ケルンの水」について正しいものを1つ選びなさい。**
A　治療薬であった。
B　名前はドイツ語に由来。
C　ヨーロッパで流行した芳香水の名称。
D　ラベンダーを中心とした精油で処方。

14 **人物と活動の組み合わせで誤ったものを1つ選びなさい。**
A　リチャード・アクセル ―「嗅覚システムの組織とにおいの受容体」の研究
B　ジャン・バルネ ― 精油を使った薬剤で負傷兵を治療
C　ルネ・モーリス・ガットフォセ ― 未知の大陸の植物を紹介
D　鳥居鎮夫 ― 随伴性陰性変動（CNV）という脳波についての研究

15 **アロマテラピーに、心身の美容と健康法という考え方を
取り入れた人物で正しいものを1つ選びなさい。**
A　マルグリット・モーリー
B　ルネ・モーリス・ガットフォセ
C　ジャン・バルネ
D　シャーリー・プライス

解答と解説			
11.	C	印刷術の発展に伴い、薬用植物の書物が盛んに出版され、ルネサンス芸術とともに香料への関心が高まった。羅針盤の技術は遠洋航海を可能にした。	
12.	A	ニコラス・カルペッパーの著作は『The English Physician』、『医学典範（カノン）』の著者はイブン・シーナー、ジャン・バルネの著作は『AROMATHERAPIE（植物＝芳香療法）』。	
13.	C	上質なアルコールとベルガモットを中心とした精油で処方される「ケルンの水」は、治療薬としては使われず、芳香そのものを楽しむものだった。名前はフランス語に由来。	
14.	C	未知の大陸の植物を紹介したのはプラントハンター。プラントハンターのひとり、ジョセフ・バンクスはユーカリやミモザなどをヨーロッパに紹介。	
15.	A	マルグリット・モーリーは、アロマテラピーの中に精油を使った心身の美容と健康法という新しい考えを取り入れた。彼女の著書はイギリスのアロマテラピー界に大きな影響を与えた。	

Chapter
5
一問一答問題集
＆模擬試験

これまでの章で、アロマテラピーへの理解は深まりましたか？ ここでは、より実際の試験に近い問題を用意しました。力試しをしたい方は模擬試験に挑戦してみましょう。少し不安な方は一問一答問題集からチャレンジしていきましょう。また、1級を受験する方は2級の問題にも取り組み、しっかり実力をつけましょう。

以下の問題に○、×で答えなさい。

1 アロマテラピーとは、植物の香りを楽しみ、
豊かな生活のために活用することである。 ○

2 精油には引火性があるため、
火を扱う場所での使用には注意する。 ○

3 精油の油に溶けやすく、水に溶けにくい性質を
親油性・脂溶性という。 ○

4 精油は、揮発性有機化合物が集まって
できたものである。 ○

5 精油は、植物が作り出した
一次代謝産物である。 ×

6 植物が精油を作る目的のひとつに、
忌避効果がある。 ○

7 植物の芳香物質は、植物全体に
均一に含まれる。 ×

8 細菌の増殖を抑える作用を
「抗菌作用」という。 ○

9 圧搾法は、柑橘類の花から精油を得るのに
適した方法である。 ×

10 水蒸気蒸留法では、熱にさらされるため、
精油本来の香りや成分が失われる。 ○

模擬試験に挑戦する前に、一問一答問題集で力試しをしてみましょう。p.138〜 p.143 は検定 2 級、1 級の範囲から 60 問（解説は p.144）、p.145 〜 p.150 は検定 1 級の範囲から 60 問（解説は p.151）出題しています。制限時間を設定し、苦手なところを見つけ、理解を深めましょう。

| 11 | レモン精油は圧搾法で得られる。 | ○ |

| 12 | ローズオットーには「マリアのバラ」という別名がある。 | × |

| 13 | スイートオレンジ精油は光毒性がある。 | × |

| 14 | スイートオレンジ精油は圧搾法で製造される。 | ○ |

| 15 | ローズマリーはバラ科である。 | × |

| 16 | ローズ（アブソリュート）精油は花から抽出される。 | ○ |

| 17 | ゼラニウム精油は水蒸気蒸留法で製造される。 | ○ |

| 18 | ゼラニウム精油の原料植物は一年草である。 | × |

| 19 | ティートリー精油の原料植物はフトモモ科である。 | ○ |

| 20 | ティートリー精油は葉から抽出される。 | ○ |

21	ペパーミント精油は水蒸気蒸留法で製造される。	○
22	ペパーミント精油の原料植物はキク科である。	×
23	ユーカリ精油の原料植物は種類が多いが、どの種類からも精油が得られる。	×
24	ユーカリ精油の原料植物はフトモモ科である。	○
25	ラベンダー精油の原料植物はシソ科である。	○
26	ラベンダー精油は花から抽出される。	○
27	レモン精油は水蒸気蒸留法で製造される。	×
28	レモン精油は果皮から抽出される。	○
29	ローズマリー精油の原料植物には、ケモタイプがある。	○
30	スイートオレンジはミカン科で別名ダイダイと呼ばれる。	×

31	精油は、原液のまま直接皮膚に塗らない。	○
32	精油の原液が皮膚についた場合は、 すぐに清潔な大量の水で洗い流す。	○
33	目が疲れた時は、精油を目にさすとよい。	×
34	使用しない時は、精油ビンのキャップを しっかり閉め、ビンを立てて保管する。	○
35	3歳未満の幼児には、芳香浴法以外の アロマテラピーは行わないようにする。	○
36	近年開発された技術で二酸化炭素を溶剤に用いるため植物 そのものに近い香りを得られる精油抽出法を油脂吸着法という。	×
37	精油を希釈する時に使う材料を、 「基材」と呼ぶ。	○
38	ホホバ油は、ホホバの種子から採れる 植物性油脂である。	×
39	ミツロウは、ミツバチが巣を作る時に分泌する 動物ロウ（動物性ワックス）である。	○
40	アロマテラピーの用具は、 必ず耐熱性のものを使う。	○

41	芳香浴法を行う際は、適宜部屋の換気を行う。	○
42	沐浴法を行う時間は、長ければ長いほどよい。	×
43	蒸気吸入法に使用する精油の量は、1〜3滴である。	○
44	温湿布は急性のトラブルに、冷湿布は慢性のトラブルに効果的とされる。	×
45	精油を植物油で希釈したオイルを、「トリートメントオイル」という。	○
46	高齢者や既往歴のある人が沐浴法を行う時は、湯温42℃以上の全身浴は身体に負担がかかることがあるので注意する。	○
47	植物が香り成分により昆虫などの生物を引き寄せる効果を忌避効果という。	×
48	精油は原液のままでは刺激が強いため、必ず希釈し（薄め）て使う。	○
49	使い終わったビーカーや保管容器などの用具は中性洗剤でよく洗い、煮沸消毒またはアルコール消毒する。	○
50	トリートメント法は、保湿、ひきしめなどの効果が期待できる。	○

51	シアーバターは保湿作用、抗炎症作用があり、パックや入浴剤に向いている。	×
52	芳香浴法として、マグカップに入れたお湯に精油を5滴垂らした。	×
53	精油とエタノールを混ぜてから水を入れると、なじみやすくなる。	○
54	「アロマ環境」とは、自然の香りある豊かな環境のことである。	○
55	アロマテラピーの基本である精油は、植物の恵みである。	○
56	顔に使用する時の精油の希釈濃度は0.1～1%以下にする。	×
57	レモン精油は十字軍兵士が持ち帰ったのがきっかけでヨーロッパへ広まったとされる。	○
58	ローズ（アブソリュート）精油の主な抽出部位は花である。	○
59	精油は透明なガラス容器に入れ、日当たりのよい場所で保管する。	×
60	精油6滴を加えて濃度約1%のトリートメントオイルを作るために必要な植物油の量は約30mlである（精油1滴を0.05mlとする）。	○

×についての解説

5.
植物が作り出した二次代謝産物である。

7.
植物の芳香物質は特定の細胞で作られ、蓄えられる場所は植物によって異なる。

9.
圧搾法は、ほとんどが柑橘類の果皮から精油を得る時に使われている。

12.
「マリアのバラ」という別名をもつ精油は、ローズマリー精油。

13.
光毒性はベルガモット、レモン、グレープフルーツの3つの精油にある。

15.
ローズマリーはシソ科である。

18.
ゼラニウム精油の原料植物は多年草。

22.
ペパーミント精油の原料植物はシソ科。

23.
ユーカリ精油の原料植物は種類が非常に多いが、精油が得られるのはその一部の種類のみ。

27.
レモン精油は圧搾法で製造される。

30.
スイートオレンジの別名はアマダイダイ。

33.
精油は目にさしてはいけない。希釈したものでも、目に入らないよう注意する。

36.
二酸化炭素を溶剤に用いるため植物そのものに近い香りを得られる精油抽出法は超臨界流体抽出法。

38.
植物ロウ（植物性ワックス）である。

42.
長時間の沐浴法は、かえって身体へ負担をかける場合がある。

44.
温湿布は慢性のトラブルに、冷湿布は急性のトラブルに効果的とされる。

47.
植物が香り成分により昆虫などの生物を引き寄せる効果は誘引効果。

51.
シアーバターには抗炎症作用はない。

52.
お湯に垂らす芳香浴法では、精油1〜2適を使用する。

56.
顔に使用する時の精油の希釈濃度は0.1〜0.5%以下にする。

59.
精油は遮光性のガラス容器でフタをしっかりと閉め、直射日光を避けて冷暗所に保管する。

I級 一問一答問題集

以下の問題に○、×で答えなさい。

1. においの成分が届けられる嗅皮質や海馬などがある
   大脳辺縁系は情動脳とも呼ばれる。　　　　　　　　　○

2. フランキンセンス精油の精油抽出法は
   揮発性有機溶剤抽出法である。　　　　　　　　　　×

3. 人間の身体が外部の環境などさまざまな変化に対して、体内環境
   を一定の範囲内で維持しようとする仕組みをホメオスタシスという。　○

4. 視床下部は、情動脳とも
   呼ばれている。　　　　　　　　　　　　　　　　×

5. ルネ・モーリス・ガットフォセは自身のやけどの治療に
   ラベンダー精油を使用したとされる。　　　　　　　○

6. 記憶の中枢である海馬は、
   大脳辺縁系にある。　　　　　　　　　　　　　　○

7. 重曹は重炭酸ナトリウムとも呼ばれ、弱アルカリ性で
   肌をなめらかに整える作用がある。　　　　　　　　○

8. フランスの軍医であったジャン・バルネは
   『AROMATHERAPIE（植物＝芳香療法）』の著者。　　○

9. 水蒸気蒸留法は、油脂吸着法に代わって
   利用され始めた方法である。　　　　　　　　　　×

10. 樹脂から揮発性有機溶剤抽出法で得られたものを、
    「レジノイド」という。　　　　　　　　　　　○

11	ジャーマンカモミール精油の抽出部位は、葉である。	×
12	ローマンカモミール精油の原料植物は、キク科である。	○
13	クラリセージ精油は、お香として瞑想や宗教儀式に用いられてきた。	×
14	グレープフルーツ精油は圧搾法で製造される。	○
15	サイプレス精油は木部から抽出される。	×
16	サンダルウッド精油の原料植物は、半寄生植物である。	○
17	ジャスミン（アブソリュート）精油は揮発性有機溶剤抽出法で製造される。	○
18	スイートマージョラム精油の原料植物は、シソ科である。	○
19	ネロリ精油には光毒性がある。	×
20	パチュリ精油の原料植物は多年草である。	○

21	ブラックペッパー精油の抽出部位は果実である。	○
22	フランキンセンス精油は別名没薬と呼ばれる。	×
23	ベチバー精油の原料植物はイネ科である。	○
24	ベルガモット精油には光毒性がある。	○
25	ベンゾイン（レジノイド）精油の原料植物はエゴノキ科である。	○
26	ミルラ精油の抽出部位は樹脂である。	○
27	心身の不調を訴える友人に、病名をつげて精油をすすめると、医師法に抵触するおそれがある。	○
28	レモングラス精油の原料植物はミカン科である。	×
29	ローズ（アブソリュート）精油は、揮発性有機溶剤抽出法で製造される。	○
30	ローズオットー精油には、低温で固まる性質がある。	○

31	パッチテストを行う際は、希釈した精油を前腕部の内側に塗り、24〜48時間放置し、かゆみや炎症がないか確認する。	○
32	ベチバー精油は別名カスカスガヤと呼ばれる原料植物から得られる。	○
33	ジャーマンカモミール精油の抽出部位は花である。	○
34	精油はうがいなどにも使ってのどを潤すとよい。	×
35	アルガン油はビタミンEを多く含み抗酸化作用が高く、アルガンツリーの種子から得られる希少な植物油である。	○
36	ジャーマンカモミール精油の原料植物は別名カミツレと呼ばれる。	○
37	女性ホルモンには、エストロゲンとプロゲステロンの2種類がある。	○
38	閉経後は、エストロゲンの分泌量が低下する。	○
39	古代ギリシャの医学者、ヒポクラテスの考えは、『植物誌』からうかがい知れる。	×
40	テオフラストスは「植物学の祖」と呼ばれる。	○

41	『神農本草経』の本草学は、のちに中医学として確立した。	○
42	良質な睡眠を得るために、適温で入浴をすることは効果的である。	○
43	ジョン・ジェラードやジョン・パーキンソンは、プラントハンターである。	×
44	「オーデコロン」という言葉は、イタリア語の「ケルンの水」に由来する。	×
45	『源氏物語』には、淡路島に香木が漂着したという記述がある。	×
46	明治の初め頃には、北海道の北見市でハッカ（薄荷）が栽培されていた。	○
47	日本における香りの記述がある最も古い文献は『日本書紀』である。	○
48	精油を販売、説明する際は医薬品、医薬部外品、化粧品と誤解させないようにする必要がある。	○
49	クラリセージ精油や、ゼラニウム精油は皮膚刺激に気をつける。	×
50	フェイシャルスチームは、蒸気を顔にあて、肌に潤いを与え、鼻や口から吸入することで吸入法も同時に行える。	○

51	クラリセージ精油はマスカットに似た香りをもち、キク科の原料植物から得られる。	×
52	油脂吸着法で香り成分を高濃度に吸着した油脂は「ポマード」と呼ばれる。	○
53	アロマテラピーは、心と身体をトータルでサポートするホリスティック（全体的）な自然療法。	○
54	AEAJ は、子どもたちに自然の香りを体験してもらう「香育」をすすめている。	○
55	精油は、医薬品医療機器等法の規制対象になる。	×
56	自分が使用するために、自分で化粧品を作ることは規制されない。	○
57	製造物責任法は、消費者の保護と救済を目的とする。	○
58	景品表示法は、事業者の選択を妨げる行為を制限・禁止する。	×
59	個人が自宅で楽しむ程度の量の精油であれば、消防法の規制を受けることはない。	○
60	トリートメントを行う際は、治療と紛らわしい行為を行ってはいけない。	○

×についての解説

2.
フランキンセンス精油の精油抽出法は水蒸気蒸留法。

4.
大脳辺縁系は情動脳とも呼ばれている。

9.
揮発性有機溶剤抽出法は、油脂吸着法に代わって利用され始めた。

11.
ジャーマンカモミール精油の抽出部位は花である。

13.
お香として瞑想や宗教儀式に用いられてきたのはサンダルウッド精油。

15.
サイプレス精油の抽出部位は葉である。

19.
光毒性があるのは、ベルガモット、レモン、グレープフルーツの3つ。

22.
フランキンセンス精油は別名オリバナム、乳香とも呼ばれる。没薬はミルラ精油の別名。

28.
レモングラス精油の原料植物はイネ科である。

34.
精油は口に含んだり、飲用したりしてはいけない。

39.
『ヒポクラテス全集』からうかがい知れる。『植物誌』はテオフラストスの著書。

43.
ハーバリストである。

44.
フランス語の「Eau de Cologne（ケルンの水）」に由来する。

45.
淡路島に香木が漂着したという記述があるのは、『日本書紀』。

49.
皮膚刺激に注意が必要なのはイランイラン、ティートリー、ブラックペッパーなど。

51.
クラリセージ精油の原料植物はシソ科。

55.
精油は、規制対象外の雑品（雑貨）扱いになる。

58.
消費者を意図的に誘導する行為を制限・禁止する。

②級 アロマテラピー検定模擬試験 | 第1回 50分

　2級の試験時間は50分です。p.234の模擬試験解答用紙を使って挑戦しましょう。

＊香りテストについて
　香りテストの問題は、2問ほど出題されます。実際に精油の香りを嗅いで、精油名を選ぶ問題です。香りテストは高配点ですので、重要な得点ポイントとなります。対象精油の特徴をとらえ、試験当日は落ち着いて臨みましょう。

1 精油の性質について誤ったものを1つ選びなさい。

　A　引火性がある。
　B　水溶性である。
　C　芳香性である。
　D　揮発性がある。

2 精油の使い方について適切でないものを1つ選びなさい。

　A　精油を飲用しない。
　B　火気に注意する。
　C　原液を直接皮膚につける。
　D　子どもやペットの手の届かないところに保管する。

3 3歳未満の幼児に対して行うアロマテラピーの利用法で適切なものを1つ選びなさい。

　A　吸入法
　B　芳香浴法
　C　全身浴法
　D　トリートメント法

4 アルガン油について正しいものを1つ選びなさい。

A 植物ロウ（植物ワックス）に分類される。

B ビタミンEを多く含む。

C バラ科の種子を圧搾して得られる。

D パルミトレイン酸を多く含む。

5 シアーバターについて誤ったものを1つ選びなさい。

A 西アフリカから中央アフリカに生息する植物の実から採れる。

B 古くから、やけど、筋肉痛の治療に使われてきた。

C 吸着、収れん作用があり、皮脂や汚れをオフし、毛穴のひきしめに効果的。

D 皮膚に浸透しやすく、蒸発しにくい。

6 芳香浴法について正しいものを1つ選びなさい。

A 入浴時に精油を使う方法である。

B 精油の香りを吸い込む方法である。

C 精油を拡散し、香りを楽しむ方法である。

D 精油を植物油で希釈し、肌につける方法である。

7 精油をお湯に垂らして芳香浴法を行う際の注意について誤ったものを
1つ選びなさい。

A やけどに注意をする。

B 香りが逃げないよう部屋を密室にして行う。

C 置き場所に配慮する。

D マグカップなどを使用する場合、芳香浴専用のものを用意するとよい。

8 芳香拡散器で芳香浴法を行う際の注意について、誤ったものを
1つ選びなさい。

A 部屋は長時間閉め切った状態で行う。

B 1回の精油の使用量は5滴以下を目安とする。

C 精油の使用量は、精油の種類などに応じて調整する。

D 使い方は取扱説明書の規定に従う。

9 沐浴法について誤ったものを1つ選びなさい。

A 入浴時に精油を使う方法である。
B 全身浴法では、精油を1～5滴使用する。
C 部分浴法には手浴法、足浴法がある。
D お年寄りの方は 42℃以上の湯温で行う。

10 全身浴法を行う場合に適した精油の滴数を1つ選びなさい。

A 5滴以下
B 10滴以下
C 15滴
D 30滴

11 手浴法について正しいものを1つ選びなさい。

A 両手首まで湯に浸して行う。
B 使用する精油は5滴以上である。
C 湯に浸した部分だけが温まる。
D フットバスともいう。

12 半身浴法について正しいものを1つ選びなさい。

A 循環器系への負担が少なく、長時間入浴できる。
B 肩まで湯に浸かる方法である。
C 下半身のみがよく温まる。
D 使用する精油は5滴以上である。

13 吸入法について正しいものを1つ選びなさい。

A 目を閉じて行う。
B ぜんそくの症状があるときに行うと良い。
C 長時間続けると効果が上がる。
D 使用する精油は5滴以上である。

14 精油の使用法について正しいものを1つ選びなさい。

A コーヒーに1滴入れて、飲用する。
B 3歳未満の幼児に沐浴法で使用する。
C 火気に注意する。
D 原液をのどに塗る。

15 精油の保管に関する注意で正しいものを1つ選びなさい。

A プラスチック容器で保管する。
B 湿度の高い場所で保管する。
C 保存期間の目安は、開封後1年以内。
D 日当たりのよい場所で保管する。

16 次の中で精油抽出法が異なるものを1つ選びなさい。

A ラベンダー
B フランキンセンス
C スイートオレンジ
D ローズオットー

17 スイートオレンジ精油の抽出部位として正しいものを1つ選びなさい。

A 果皮
B 果肉
C 果汁
D 葉

18 フランキンセンス精油の原料植物の科名を1つ選びなさい。

A シソ科
B カンラン科
C フウロソウ科
D ミカン科

19 ゼラニウム精油について誤ったものを1つ選びなさい。

A　花から抽出される。

B　水蒸気蒸留法で製造される。

C　原料植物はフウロソウ科である。

D　原料植物は多年草である。

20 ティートリー精油の原料植物の科名を1つ選びなさい。

A　ヒノキ科

B　フウロソウ科

C　シソ科

D　フトモモ科

21 ペパーミント精油の原料植物の科名を1つ選びなさい。

A　ヒノキ科

B　シソ科

C　セリ科

D　フトモモ科

22 ユーカリ精油について正しいものを1つ選びなさい。

A　原料植物はフトモモ科。

B　揮発性有機溶剤抽出法で製造される。

C　木部から抽出される。

D　化粧品や食品の香料としては使用されていない。

23 ラベンダー精油について誤ったものを1つ選びなさい。

A　花から抽出される。

B　品種改良が盛んに行われ、多くの品種がある。

C　揮発性有機溶剤抽出法で製造される。

D　学名は「洗う」という意味をもつ。

24 原料植物が属する科がレモン精油と同じものを1つ選びなさい。

　　A　スイートオレンジ
　　B　ティートリー
　　C　ローズオットー
　　D　ゼラニウム

25 ローズマリー精油について誤ったものを1つ選びなさい。

　　A　主な原産地はインドである。
　　B　水蒸気蒸留法で製造される。
　　C　「マリアのバラ」と呼ばれる。
　　D　学名は「海のしずく」という意味。

26 原料植物が属する科がほかの3つと異なるものを1つ選びなさい。

　　A　フランキンセンス
　　B　ラベンダー
　　C　ローズマリー
　　D　ペパーミント

27 精油について正しいものを1つ選びなさい。

　　A　時間がたっても、成分は変化しない。
　　B　絶対に安全な物質である。
　　C　揮発性有機化合物の混合物である。
　　D　植物全体に均一に含まれる。

28 植物が芳香物質を分泌する目的である忌避効果について、正しいものを1つ選びなさい。

　　A　植物にとって不要な物質を排出する効果。
　　B　ほかの植物の発芽や成長を止める効果。
　　C　植物内での情報伝達をする効果。
　　D　昆虫などの生物を遠ざける効果。

29 水蒸気蒸留法について正しいものを1つ選びなさい。

A 芳香成分を水蒸気とともに気化させる。
B 主に柑橘類の果皮から精油を得る時に使われる方法である。
C 現在、ほとんど行われていない。
D アブソリュートが得られる。

30 圧搾法で得た精油の特徴で正しいものを1つ選びなさい。

A 劣化しにくい。
B 副産物として芳香蒸留水が得られる。
C 自然のままの香りや色が得られる。
D 熱による成分変化がある。

31 精油の製造法について誤ったものを1つ選びなさい。

A 精油の製造にはいくつかの方法がある。
B すべての製造法で、芳香蒸留水が得られる。
C 製造法は、それぞれの植物に適した方法が選ばれる。
D ゼラニウム精油とラベンダー精油は同じ製造法である。

32 香りの試し方について正しいものを1つ選びなさい。

A ドロッパーつきの精油ビンで、精油を1滴ずつ落とす。
B 精油に直接鼻をつける。
C 長時間香りを嗅ぐ。
D ビンを大きく振りながら精油を落とす。

33 抗真菌作用について正しいものを1つ選びなさい。

A 真菌を殺す作用。
B カビや酵母など真菌の増殖を抑える作用。
C 主に人体にとって有害な細菌などの病原体を殺す作用。
D ウイルスの増殖を抑える作用。

34 強壮作用について正しいものを1つ選びなさい。

A　ウイルスの増殖を抑える作用。

B　胃腸の消化活動を活発にし、食欲を増進させる作用。

C　尿の排泄を促進する作用。

D　身体の各部や全身に働きかけ、それぞれの機能を活性化したり強化したりする作用。

35 収れん作用について正しいものを1つ選びなさい。

A　皮膚をひきしめる作用。

B　皮膚の潤いを保ち、乾燥を防ぐ作用。

C　ホルモンバランスを整える作用。

D　虫を寄せつけない作用。

36 精油についてあてはまるものを1つ選びなさい。

A　精油は植物の一次代謝産物である。

B　精油は植物全体に均一に含まれる。

C　精油は時間がたつことでだんだんと成分が変化する。

D　精油は天然なので絶対に安全である。

37 精油の選び方について誤ったものを1つ選びなさい。

A　遮光性のガラス容器に入っているものを選ぶ。

B　精油の製品情報を確認し、天然の精油を選ぶ。

C　苦手な香りであっても無理して使う。

D　アロマテラピーの専門店で購入する。

38 二酸化炭素などの液化ガスを溶剤として用いる精油抽出法を1つ選びなさい。

A　揮発性有機溶剤抽出法

B　油脂吸着法

C　超臨界流体抽出法

D　圧搾法

39 植物における花の役割について正しいものを1つ選びなさい。

A　光合成を行う。
B　地中から水や養分を吸い上げる。
C　幹の傷を癒やし菌などから守る。
D　受粉を促し、種子を作る。

40 精油成分にフロクマリン類が含まれるため、光毒性に注意が必要な精油を1つ選びなさい。

A　ゼラニウム
B　レモン
C　フランキンセンス
D　ラベンダー

41 芳香蒸留水が得られる精油抽出法を1つ選びなさい。

A　揮発性有機溶剤抽出法
B　圧搾法
C　水蒸気蒸留法
D　超臨界流体抽出法

42 別名アマダイダイと呼ばれる植物から得られる精油を1つ選びなさい。

A　スイートオレンジ
B　ユーカリ
C　フランキンセンス
D　ラベンダー

43 別名マンネンロウと呼ばれる植物から得られる精油を1つ選びなさい。

A　レモン
B　ペパーミント
C　ローズマリー
D　ゼラニウム

44 別名ニュウコウノキと呼ばれる植物から得られる精油を1つ選びなさい。

A ティートリー
B ローズオットー
C ユーカリ
D フランキンセンス

45 別名セイヨウハッカと呼ばれる植物から得られる精油を1つ選びなさい。

A スイートオレンジ
B ペパーミント
C ゼラニウム
D ローズ（アブソリュート）

46 別名ロサ・ダマスケナと呼ばれる植物から得られる精油を1つ選びなさい。

A ローズオットー
B ゼラニウム
C ティートリー
D フランキンセンス

47 「アロマ環境」について誤ったものを1つ選びなさい。

A 精油を室内で楽しむことをいう。
B 「アロマ（芳香）」と「環境」の2つの言葉を合わせた概念である。
C 人工的な公園は含まれない。
D 自然の香りで心が豊かになる。

48 原料植物が属する科がティートリーと同じものを選びなさい。

A ラベンダー
B レモン
C ユーカリ
D フランキンセンス

49 学名が「コショウのような」という意味をもつ精油を1つ選びなさい。

A ティートリー
B ラベンダー
C ペパーミント
D レモン

50 花の香りを得るための伝統的な抽出法で、アンフルラージュとマセレーションの2つの方法がある精油抽出法を1つ選びなさい。

A 油脂吸着法
B 揮発性有機溶剤抽出法
C 水蒸気蒸留法
D 超臨界流体抽出法

51 植物油に分類されるものを1つ選びなさい。

A グリセリン
B アルガン油
C 重曹
D エタノール

52 ミツバチが巣を作る時に分泌する動物ロウで、抗菌作用、保湿作用が期待できる基材を1つ選びなさい。

A ホホバ油
B シアーバター
C ミツロウ
D クレイ

53 環境省が主催する取り組みで正しいものを1つ選びなさい。

A AEAJ イメージフレグランスコンテスト
B 「みどり香るまちづくり」企画コンテスト
C アロマテラピー検定
D 環境カオリスタ検定

54 入浴剤を作る時に適切とはいえない基材を1つ選びなさい。

A 天然塩

B ミツロウ

C ハチミツ

D 重曹

55 湿布法を行う際に適切でないものを1つ選びなさい。

A 精油が直接肌につかないように行った。

B 精油の色がタオルに付着することがあるので注意した。

C 刺激を感じたがそのまま続けた。

D 肩こりの際に温湿布を行った。

解答と解説は p.240 ～ p.243 へ。間違えた問題をしっかり確認し、理解を深めましょう。

2級の試験時間は50分です。p.235の模擬試験解答用紙を使って挑戦しましょう。

＊香りテストについて

香りテストの問題は、2問ほど出題されます。実際に精油の香りを嗅いで、精油名を選ぶ問題です。香りテストは高配点ですので、重要な得点ポイントとなります。対象精油の特徴をとらえ、試験当日は落ち着いて臨みましょう。

1 アロマテラピーについての説明で適切でないものを1つ選びなさい。

A　ホリスティック（全体的）な自然療法である。
B　美と健康に役立てていく自然療法である。
C　合成香料を使用する。
D　心と身体のリラックスやリフレッシュを促す。

2 油脂吸着法について正しいものを1つ選びなさい。

A　コールドプレスとも呼ばれる。
B　芳香蒸留水が得られる。
C　花の香りを得るための伝統的な抽出法である。
D　石油エーテル、ヘキサンなどの有機溶剤を使用する。

3 別名ロサ・ケンティフォリアと呼ばれる原料植物から得られる精油を1つ選びなさい。

A　フランキンセンス
B　ローズマリー
C　ローズ（アブソリュート）
D　ゼラニウム

4 揮発性有機溶剤抽出法で、最終的に得られるものを1つ選びなさい。

 A 芳香蒸留水
 B コンクリート
 C アブソリュート
 D エタノール

5 アロマテラピーの利用法として AEAJ がすすめていないものを1つ選びなさい。

 A 子どもやペットに成人と同様の使い方で行う。
 B 高齢者や既往症がある方に精油を基準の半分以下の量で使用する。
 C 医療機関で治療中の方が医師に相談する。
 D 妊産婦が芳香浴をする際、体調を考慮する。

6 芳香浴法について誤ったものを1つ選びなさい。

 A ハンカチに精油をつけて持ち歩く。
 B 精油を専用のアロマグッズにしみ込ませ、玄関に置く。
 C マグカップやボウルに熱湯を張り、精油を入れる。
 D 精油を1滴、手首につけて外出する。

7 アロマスプレーを作る時の基材として適切なものを1つ選びなさい。

 A ミツロウ
 B エタノール
 C クレイ
 D 天然塩

8 全身浴法について誤ったものを1つ選びなさい。

 A 体調に合わせて行う。
 B 精油を植物油に混ぜて使用する。
 C 精油を10滴、浴槽に入れる。
 D 精油を天然塩に混ぜて使用する。

9 精油を用いた沐浴法で期待できる効果について、
誤ったものを１つ選びなさい。

A 入浴の効果は関係しない。

B 精油の効果が期待できる。

C リラクセーション効果が期待できる。

D 温熱効果が期待できる。

10 足浴法について誤ったものを１つ選びなさい。

A 使用する精油は３滴以下である。

B 足の血行だけがよくなる。

C くるぶしまで湯に浸かる。

D つぎ足し用の熱い湯を、温度調節用に用意する。

11 沐浴法について誤ったものを１つ選びなさい。

A 部分浴法は、時間のない時でも手軽に行える。

B 部分浴法は、身体の一部分を温めて血行をよくする。

C 半身浴法は、心臓などの循環器系への負担が大きい。

D 部分浴法は、体調がすぐれず入浴ができない時に行える。

12 半身浴法について誤ったものを１つ選びなさい。

A 肩に乾いたタオルをかけて保温する。

B 心臓などの循環器系への負担が少ない。

C 全身を温めることができる。

D 肩まで湯に浸かる入浴法である。

13 吸入法について正しいものを１つ選びなさい。

A キャンドル式芳香拡散器を用いる方法である。

B 呼吸器系の不調を緩和する方法である。

C 入浴時に精油を用いる方法である。

D 目を開けて効果を確かめながら行う。

14 精油の保管法について正しいものを1つ選びなさい。

A 子どもの手の届かないところに保管する。
B キャップは開けて保管する。
C ストーブのそばに保管する。
D 浴室に保管する。

15 光毒性について正しいものを1つ選びなさい。

A 日焼けによるアレルギー反応のことをいう。
B 日光による収れん作用のことをいう。
C 精油成分と紫外線の反応により皮膚に炎症を起こす反応のことをいう。
D 紫外線によって目が老化することをいう。

16 子どもへのアロマテラピーの利用法で誤ったものを1つ選びなさい。

A 健康状態や体質、感受性などに注意を払う。
B 3歳未満の幼児には、沐浴法以外は行わない。
C 3歳以上の子どもに精油を使用する際は、最大でも大人の
  2分の1程度の量で行う。
D 不快感や異変を感じたという場合は、使用を中止する。

17 フランキンセンス精油の原料植物の科名を1つ選びなさい。

A フウロソウ科
B シソ科
C カンラン科
D ミカン科

18 使用にあたり光毒性に注意が必要な精油を1つ選びなさい。

A レモン
B ラベンダー
C ローズオットー
D ローズマリー

19 ゼラニウム精油の原料植物の科名を1つ選びなさい。

- A　フウロソウ科
- B　バンレイシ科
- C　シソ科
- D　ヒノキ科

20 原料植物がユーカリ精油と同じ科に属するものを1つ選びなさい。

- A　ローズマリー
- B　フランキンセンス
- C　ティートリー
- D　ペパーミント

21 ラベンダー精油の主な製造法として正しいものを1つ選びなさい。

- A　遠心法
- B　圧搾法
- C　コールドプレス
- D　水蒸気蒸留法

22 圧搾法で得られ、みずみずしくジューシーな香りをもつ精油を
1つ選びなさい。

- A　ローズ（アブソリュート）
- B　ゼラニウム
- C　スイートオレンジ
- D　ラベンダー

23 原料植物が同じ科に属する組み合わせで、誤っているものを
1つ選びなさい。

- A　レモン ― スイートオレンジ
- B　ペパーミント ― ローズマリー
- C　ユーカリ ― ティートリー
- D　フランキンセンス ― ゼラニウム

24 原料植物が「マリアのバラ」という別名をもつ精油を
1つ選びなさい。

A　ローズマリー
B　ゼラニウム
C　イランイラン
D　ローズオットー

25 精油について正しいものを1つ選びなさい。

A　天然の物質なので，絶対に安全である。
B　植物の特定の細胞で作られる。
C　水溶性である。
D　油に溶けにくい。

26 植物にとっての芳香物質の役割である誘引効果について、
正しいものを1つ選びなさい。

A　自分を冷却する効果。
B　虫を引き寄せ、受粉に役立てる効果。
C　カビが発生するのを防ぐ効果。
D　ほかの植物の発芽や成長を止める効果。

27 植物にとっての芳香物質の役割で、昆虫などの生物を遠ざけ、
摂食されることを防ぐ効果を1つ選びなさい。

A　抗真菌効果
B　抗菌効果
C　誘引効果
D　忌避効果

28 植物の芳香物質を気化させる精油製造法を1つ選びなさい。

A　遠心法
B　低温圧搾
C　圧搾法
D　水蒸気蒸留法

29　主に柑橘類の果皮から精油を得る時に行われる製造法を
1つ選びなさい。

A　水蒸気蒸留法
B　熱を加えて製造する方法
C　揮発性有機溶剤抽出法
D　圧搾法

30　水蒸気蒸留法について正しいものを1つ選びなさい。

A　原料の植物を冷却管に入れて抽出する。
B　植物の芳香物質を気化させて精油を得る。
C　芳香成分を含んだ水蒸気は、蒸留釜で2層になる。
D　現在はあまり使われていない。

31　精油の作用について誤ったものを1つ選びなさい。

A　精油は植物が作り出した二次代謝産物である。
B　植物ごとに異なる成分で構成されている。
C　すっきりする香りは身体に刺激を与え、活性化させる。
D　精油の成分は1つで、作用も1つである。

32　次の中で精油の扱いとして誤ったものを1つ選びなさい。

A　原液を皮膚につけてはいけない。
B　精油を目に入れない。
C　子どもやペットの手の届かないところに置く。
D　希釈した精油以外は飲用しない。

33　免疫賦活作用について正しいものを1つ選びなさい。

A　ウイルスの増殖を抑える作用。
B　肌をひきしめる作用。
C　ホルモンの分泌を調節する作用。
D　免疫の働きを強め、活性化する作用。

34 利尿作用について正しいものを1つ選びなさい。

A 尿の排泄を促す作用。
B 細菌の増殖を抑える作用。
C ホルモンの分泌を調節する作用。
D 痛みをやわらげる作用。

35 数種のケモタイプがみられるシソ科の精油について正しいものを
1つ選びなさい。

A ティートリー
B ラベンダー
C ローズマリー
D ローズ（アブソリュート）

36 アロマテラピーを楽しむための用具について、誤ったものを
1つ選びなさい。

A 必ず耐熱性のものを選ぶ。
B 用途に合わせたものを選ぶ。
C プラスチック容器は、精油で溶ける場合がある。
D 破損しやすいため、ガラス製のものは使用しない。

37 芳香浴法について誤ったものを1つ選びなさい。

A 精油を拡散して香りを楽しむ方法である。
B 心と身体のバランスを整える方法である。
C 精油の香りの強さにかかわらず、使用量は同量である。
D 専用のアロマグッズ以外の、マグカップなどでも行える。

38 アロマスプレーの作り方で誤ったものを1つ選びなさい。

A 気軽に香りを部屋に広げることができる。
B 場所や用途に合わせたものを置くとよい。
C 精油は水性の基材で溶かしてから、エタノールを加える。
D 火気のあるところでは使用しない。

39 沐浴法について正しいものを1つ選びなさい。

　A　精油は水によく溶ける。
　B　沐浴法は身体に負担をかけないため、長時間行うとよい。
　C　全身浴法における、精油の使用量は5滴以下である。
　D　入浴の効果は温熱効果のみである。

40 ミツロウについて正しいものを1つ選びなさい。

　A　無色・白色の粉末で弱アルカリ性。
　B　水溶性の香り成分が溶け出ていて、香り豊か。
　C　ミツバチが巣を作る時に分泌する動物ロウ。
　D　油脂のグリセリドから採れる無色透明のとろみのある液体。

41 アルガン油について正しいものを1つ選びなさい。

　A　バラ科の植物から得られる。
　B　ビタミンEを多く含み、抗酸化作用が高い。
　C　植物ロウに分類される。
　D　低温で固まる性質がある。

42 トリートメントオイルを作る時に適切な基材を1つ選びなさい。

　A　グリセリン
　B　エタノール
　C　ハチミツ
　D　スイートアーモンド油

43 グリセリンについて誤ったものを1つ選びなさい。

　A　油脂のグリセリドから採れる。
　B　無色透明の液体である。
　C　アロマテラピーショップや薬局で入手できる。
　D　バスソルトなどの基材として用いられる。

44 重曹について正しいものを1つ選びなさい。

A 刺激臭がある。

B 強アルカリ性である。

C 脱臭剤や掃除用の洗剤として使える。

D 保湿作用がある。

45 アロマテラピーの利用法で誤ったものを1つ選びなさい。

A 水が主要成分となる製作物の保存期間は、およそ1年である。

B 希釈濃度とは、基材の量に対し、何%の精油が含まれるかを示したもの。

C 使用器具や作業場所は清潔に保つ。

D 精油はそのままでは刺激が強いため、基材で希釈して使用する。

46 ホホバ油について正しいものを1つ選びなさい。

A 植物ホホバの果肉から採れる。

B 植物ロウ（植物性ワックス）に分類される。

C パルミトレイン酸を多く含む。

D 常温で固まる性質をもつ。

47 手浴や足浴、フェイシャルスチームを行う際に使う用具について
適切なものを1つ選びなさい。

A 芳香拡散器

B 洗面器

C マグカップ

D スパチュラ

48 40mlの植物油に精油を加えて濃度約1%のトリートメントオイルを作る
ために必要な精油の滴数を1つ選びなさい（精油1滴を0.05mlとする）。

A 2滴

B 4滴

C 6滴

D 8滴

49 精油2滴を加えて濃度約0.5%のトリートメントオイルを作るために必要な植物油の量を1つ選びなさい（精油1滴を0.05mlとする）。

A　10ml
B　20ml
C　30ml
D　40ml

50 別名オリバナム・乳香と呼ばれる精油を1つ選びなさい。

A　ユーカリ
B　ラベンダー
C　ゼラニウム
D　フランキンセンス

51 皮膚刺激に気をつけたい精油を1つ選びなさい。

A　ペパーミント
B　ラベンダー
C　ローズオットー
D　スイートオレンジ

52 シソ科の植物より得られる精油を1つ選びなさい。

A　ゼラニウム
B　フランキンセンス
C　ラベンダー
D　レモン

53 「アロマ環境」について正しいものを1つ選びなさい。

A　植物は進化しない。
B　植物は環境変化の影響を受けない。
C　植物の恵みである、精油の香りを楽しむ。
D　室内環境は含まれない。

54 オーストラリアの先住民族アボリジニに、伝統的な治療薬として利用されてきた植物から得られる精油を1つ選びなさい。

A　ラベンダー

B　ローズマリー

C　ペパーミント

D　ティートリー

55 食品や化粧品、薬品といったさまざまな用途の香りづけに利用されている、シソ科の植物から得られる精油を1つ選びなさい。

A　ローズ（アブソリュート）

B　ユーカリ

C　スイートオレンジ

D　ペパーミント

解答と解説は p.244 ～ p.247 へ。間違えた問題をしっかり確認し、理解を深めましょう。

2級 アロマテラピー検定模擬試験　| 第3回 50分

　2級の試験時間は50分です。p.236の模擬試験解答用紙を使って挑戦しましょう。

＊香りテストについて

　香りテストの問題は、2問ほど出題されます。実際に精油の香りを嗅いで、精油名を選ぶ問題です。香りテストは高配点ですので、重要な得点ポイントとなります。対象精油の特徴をとらえ、試験当日は落ち着いて臨みましょう。

1　シソ科の花から得られ、香料としてさまざまな用途に使われている精油を1つ選びなさい。

　　A　レモン
　　B　ラベンダー
　　C　スイートオレンジ
　　D　フランキンセンス

2　ペパーミント精油の原料植物の属する科名を1つ選びなさい。

　　A　フウロソウ科
　　B　フトモモ科
　　C　シソ科
　　D　カンラン科

3　キャベジローズと呼ばれる原料植物から揮発性有機溶剤抽出法により得られる精油を1つ選びなさい。

　　A　ローズ（アブソリュート）
　　B　フランキンセンス
　　C　ラベンダー
　　D　ローズオットー

4 古くから呼吸器系のトラブルの際などに使われてきたフランキンセンス
精油について正しいものを1つ選びなさい。

A 揮発性有機溶剤抽出法により得られる。
B 幹の表面を傷つけて出る乳白色の樹脂から得られる。
C 原料植物はフウロソウ科に属する。
D 原料植物は別名でマンネンロウと呼ばれる。

5 原料植物は別名アマダイダイと呼ばれるスイートオレンジ精油について
正しいものを1つ選びなさい。

A 原料植物はミカン科に属する。
B 水蒸気蒸留法により得られる。
C 主な抽出部位は花である。
D ややローズ調のグリーン感のあるフローラルな香りがする。

6 十字軍の兵士が持ち帰ったのがきっかけでヨーロッパに広まったといわれ
ているミカン科の植物から圧搾法で得られる精油を1つ選びなさい。

A ラベンダー
B レモン
C ティートリー
D ユーカリ

7 ローズマリー精油の主な抽出部位を1つ選びなさい。

A 花
B 根
C 葉
D 樹脂

8 アルガン油について誤ったものを1つ選びなさい。

A ビタミンEを多く含む。
B 100kgの実から約1ℓしか採れない。
C オレイン酸が70%以上含まれる。
D アルガンツリーの種子から得られる。

9 AEAJ による「アロマテラピーの目的」について、
正しいものを1つ選びなさい。

A　美と健康のサービスに役立てる。
B　心と身体のバランスを整え、健康を引き出す。
C　心と身体の美しさを保ち、豊かな毎日を過ごす。
D　心と身体のリラックスやリフレッシュを促す。

10 植物が香り成分により昆虫などの生物を引き寄せる効果として正しい
ものを1つ選びなさい。

A　忌避効果
B　抗菌効果
C　誘引効果
D　抗真菌効果

11 精油の鎮静作用として正しいものを1つ選びなさい。

A　神経系の働きを鎮め、心と身体の働きをリラックスさせる作用
B　胃腸の消化活動を活発にし、食欲を増進させる作用
C　痛みをやわらげる作用
D　皮膚をひきしめる作用

12 オーストラリアの先住民族の間でお茶として飲まれていた植物から
得られるティートリー精油の精油抽出法を1つ選びなさい。

A　油脂吸着法
B　水蒸気蒸留法
C　圧搾法
D　超臨界流体抽出法

13 オレンジ・ポマンダーの原料植物として知られるミカン科の植物から得ら
れる精油を1つ選びなさい。

A　フランキンセンス
B　スイートオレンジ
C　ゼラニウム
D　ラベンダー

14 葉から採れる精油はすっきりとした香りのものが多くあるが、植物における葉の役割について正しいものを1つ選びなさい。

    A　受粉を促し、種子を作る。
    B　光合成を行う。
    C　地中から水や養分を吸い上げる。
    D　幹の傷を癒やし菌などから守る。

15 低温で固まる性質をもつ精油を1つ選びなさい。

    A　ユーカリ
    B　ローズオットー
    C　ゼラニウム
    D　ラベンダー

16 植物の樹脂から得られる精油を1つ選びなさい。

    A　レモン
    B　スイートオレンジ
    C　ラベンダー
    D　フランキンセンス

17 シソ科の植物から得られ清涼感のある香りをもつ精油を1つ選びなさい。

    A　ローズオットー
    B　ゼラニウム
    C　ユーカリ
    D　ペパーミント

18 「マリアのバラ」とも呼ばれる植物から得られる精油を1つ選びなさい。

    A　スイートオレンジ
    B　ティートリー
    C　ローズマリー
    D　レモン

19 生育が早く、中には100mを超えるものもある原料植物から得られる
ユーカリ精油の精油抽出法を1つ選びなさい。

- A 水蒸気蒸留法
- B 超臨界流体抽出法
- C 油脂吸着法
- D 圧搾法

20 植物の樹脂から抽出される精油について正しいものを1つ選びなさい。

- A 精油は個性的な香りのものが多い。
- B 精油はさわやかな香りのものが多い。
- C 精油はすっきりとした香りのものが多い。
- D 精油は華やかな香りのものが多い。

21 精油の抽出法としてよく用いられる方法である水蒸気蒸留について
正しいものを1つ選びなさい。

- A 原料植物の搾りかすなどの不純物が混ざる方法である。
- B 蒸気の熱で植物に含まれる香り成分を揮発させる方法である。
- C 近年開発された、主に二酸化炭素などの液化ガスを溶剤として用いる
  抽出法である。
- D 繊細な花の香りを得るのに適した方法である。

22 香りの試し方について適切なものを1つ選びなさい。

- A 精油ビンを振りながら精油を滴下する。
- B 香りをゆっくりと嗅ぐ。
- C 精油の香りの強さは気にせず好きなだけ滴下する。
- D 鼻や顔の皮膚に精油がついてもよい。

23 精油の使い方について適切でないものを1つ選びなさい。

- A 子どもやペットの手の届かない場所に置く。
- B 精油の原液は希釈して皮膚に使用する。
- C うがいに使用する。
- D 目に入らないよう注意する。

24 精油成分にフロクマリン類が含まれているため光毒性に注意が必要な
精油を1つ選びなさい。

A レモン
B ユーカリ
C ローズオットー
D フランキンセンス

25 精油の保管について適切でないものを1つ選びなさい。

A 直射日光の当たらない冷暗所に保管する。
B 遮光性のガラス容器で保管する。
C 開封後でも品質が変わらないため、保存期間は気にせず保管する。
D フタをしっかり閉め、ビンは立てて保管する。

26 アロマテラピーを楽しむために使用する用具類について、
適切でないものを1つ選びなさい。

A 湯せんなどに適した耐熱性のある用具を選ぶ。
B 使い終わった用具は洗わずに、そのまま保管する。
C 保管容器は色のついた遮光性のものを用意する。
D ガラス製やステンレス製のものを選ぶ。

27 水性の基材に分類されるものを1つ選びなさい。

A オリーブ油
B グリセリン
C ミツロウ
D クレイ

28 西アフリカから中央アフリカに生息する植物の実から採れる油脂であり、古く
から現地ではやけど、筋肉痛の治療などに使われてきた基材を1つ選びなさい。

A シアーバター
B クレイ
C 天然塩
D ハチミツ

29 精製水について正しいものを1つ選びなさい。

A アルコール度数が高い。

B 水性の基材である。

C 精油を抽出する際、同時に得られる。

D 油脂のグリセリドから採れる無色透明のとろみのある液体である。

30 吸着、収れん作用があり、皮脂や汚れを取り除くパックなどの基材に
適したものを1つ選びなさい。

A 天然塩

B グリセリン

C クレイ

D シアーバター

31 シソ科の植物から得られ、学名は「洗う」や「青みがかった鉛色」に
由来するといわれている精油を1つ選びなさい。

A スイートオレンジ

B ラベンダー

C ペパーミント

D ティートリー

32 ややワックス感のある柑橘の皮のような香りが特徴のレモン精油の
主な抽出部位を1つ選びなさい。

A 葉

B 花

C 果皮

D 樹脂

33 フトモモ科の植物から得られ、清涼感のある香りをもつユーカリ精油の
主な抽出部位を1つ選びなさい。

A 果実

B 花

C 樹脂

D 葉

34 ローズ（アブソリュート）精油について誤っているものを1つ選びなさい。

A　キャベジローズと呼ばれる原料植物から得られる。

B　水蒸気蒸留法で得られる。

C　たくさんの花からわずかな量しか採れない貴重な精油である。

D　原料植物はバラ科に属する。

35 シソ科の植物から得られ、学名はラテン語で「海のしずく」の意味をもつ精油を1つ選びなさい。

A　ユーカリ

B　レモン

C　ローズマリー

D　ローズオットー

36 カンラン科の植物から得られ、香としてたくと独特の強い香りがする精油を1つ選びなさい。

A　ゼラニウム

B　フランキンセンス

C　ラベンダー

D　スイートオレンジ

37 ライラックの花やライムを想起させる香りが特徴であるティートリー精油の原料植物の科名を1つ選びなさい。

A　バラ科

B　ミカン科

C　フトモモ科

D　シソ科

38 ローズオットー精油について正しいものを1つ選びなさい。

A　原料植物はカンラン科に属する。

B　光毒性がある。

C　主な抽出部位は花である。

D　原料植物は『新約聖書』の中で、イエス・キリスト誕生の際に捧げられた。

39 フウロソウ科の植物から水蒸気蒸留法により得られ、ややローズ調の
香りが特徴である精油を1つ選びなさい。

A　ローズ（アブソリュート）
B　ティートリー
C　ペパーミント
D　ゼラニウム

40 バラ科の植物から揮発性有機溶剤抽出法により得られ、たくさんの花から
わずかな量しか採れない貴重な精油を1つ選びなさい。

A　ローズ（アブソリュート）
B　ラベンダー
C　ゼラニウム
D　フランキンセンス

41 手浴法について正しいものを1つ選びなさい。

A　精油を入れたらかき混ぜずに行う。
B　手首まで湯に浸かる方法である。
C　柑橘系やスパイス系精油は使用滴数を多めにする。
D　湯が冷めたら、手を入れたまま熱い湯をつぎ足す。

42 蒸気を顔にあてるフェイシャルスチームについて正しいものを
1つ選びなさい。

A　熱く感じても調整せず行う。
B　長時間行うのがよい。
C　せきやぜんそくの場合は行わない。
D　目を開けて行う。

43 30mlの植物油に精油を加えて希釈濃度約1%のトリートメントオイルを作る
ために必要な精油の滴数を1つ選びなさい（精油1滴を0.05mlとする）。

A　4滴
B　6滴
C　8滴
D　10滴

44 トリートメントオイルやクリームを作る際に使われる植物油に分類される
ものを1つ選びなさい。

A ハチミツ
B エタノール
C スイートアーモンド油
D グリセリン

45 精油4滴を加えて濃度0.5%のトリートメントオイルを作るために必要な
植物油の量を1つ選びなさい（精油1滴を0.05mlとする）。

A 10ml
B 20ml
C 30ml
D 40ml

46 化粧水などに使われているグリセリンについて誤っているものを
1つ選びなさい。

A 保湿成分として使われる。
B 炭酸水素ナトリウムとも呼ばれる。
C 無色透明である。
D 油脂のグリセリドから採れる。

47 精油について正しいものを1つ選びなさい。

A 精油は植物全体に均一に含まれる。
B 植物がもつ香り成分を取り出した、天然の有機化合物である。
C 植物の一次代謝産物である。
D 精油の香り成分は時間が経過しても変化しない。

48 ～ 50 以下の文章を読み、それぞれの問いに答えなさい。

> みどりさんは服飾関係の販売員をしています。最近忙しい業務が続き、疲れがたまっ
> ているのを感じたため、就寝前に精油の香りを楽しみながらゆっくり入浴をしたいと
> 思い、入浴剤を手作りすることにしました。入浴剤には重曹と、お気に入りの香りで
> あるラベンダー精油を使いました。身体がとても温まり、精油の香りで心も身体もほ
> ぐれ、とてもリラックスすることができました。

48 この時の全身浴法について適切なものを1つ選びなさい。

A　入浴剤を湯に入れたあと、よくかき混ぜてから入浴した。
B　精油の滴数は好きなだけ使用してよいと思い、ラベンダー精油を40滴使用した。
C　入浴したところ、皮膚に刺激を感じたがそのまま続けた。
D　身体が温まるので、どんな体調であっても長時間浸かるのがよい。

49 みどりさんが入浴剤を作る時に使用した重曹について誤ったものを1つ選びなさい。

A　炭酸水素ナトリウムとも呼ばれる。
B　肌への湯の感触をやわらかく感じさせる効果が期待できる。
C　植物油に分類される。
D　無臭・白色の粉末である。

50 ラベンダー精油について正しいものを1つ選びなさい。

A　シソ科の原料植物から得られる。
B　主な抽出部位は根である。
C　揮発性有機溶剤抽出法により得られる。
D　原料植物は別名ニュウコウノキと呼ばれる。

51〜**53** 以下の文章を読み、それぞれの問いに答えなさい。

あかりさんは、デスクワークをしており、肩こりや足の疲れが気になっています。そこで、週末のケアにアロマテラピーをすることにしました。アロマテラピーショップで、湿布法とトリートメント法をすすめられ、香りが気に入ったゼラニウム精油とマカデミアナッツ油を購入しました。タオルを使用した湿布法を行い、その後フットトリートメントをしました。余ったトリートメントオイルは、後日また使用しようと思い保管しました。

51 この時の肩こりに対する湿布法について適切なものを1つ選びなさい。

A　精油の色がタオルに付着することがあるので注意した。
B　熱すぎると感じたが、そのまま続けた。
C　タオルをあてていると刺激を感じたが、そのまま続けた。
D　冷たい水に浸したタオルを肩にあてた。

52 アロマトリートメントのメリットについてあてはまらないものを
1つ選びなさい。

A　ストレスや緊張をやわらげる。
B　血液やリンパ液の流れをよくする。
C　炎症や腫れを抑える。
D　自律神経のバランスを整える。

53 あかりさんはトリートメントオイルを作成するにあたり、マカデミアナッツ
油を20ml用意しました。精油の濃度約1％のトリートメントオイルを作
るために必要な精油の滴数を1つ選びなさい。（精油1滴を0.05mlとする）

A　2滴
B　4滴
C　6滴
D　8滴

54 トリートメントオイルを作成するにあたって、適切でないものを
1つ選びなさい。

A　手指を洗浄し、使用する器具や作業場所を清潔にした。
B　保管容器は色のついた遮光性のものを選んだ。
C　作製日を記入したラベルシールを貼った。
D　使いやすいように、フタのない容器に入れて保管した。

55 あかりさんが使用したゼラニウム精油について正しいものを
1つ選びなさい。

A　水蒸気蒸留法により得られる。
B　原料植物は『新約聖書』の中で、イエス・キリスト誕生の際に捧げられた。
C　原料植物はバラ科に属する。
D　抽出部位は花である。

解答と解説はp.248～p.251へ。間違えた問題をしっかり確認し、理解を深めましょう。

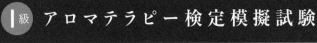

1級 アロマテラピー検定模擬試験 | 第1回 70分

1級の試験時間は70分です。p.237の模擬試験解答用紙を使って挑戦しましょう。

＊香りテストについて

香りテストの問題は、2問ほど出題されます。実際に精油の香りを嗅いで、精油名を選ぶ問題です。香りテストは高配点ですので、重要な得点ポイントとなります。対象精油の特徴をとらえ、試験当日は落ち着いて臨みましょう。

1 水蒸気蒸留法で得られ、清涼感のある香りが特徴の精油を1つ選びなさい。

A　ローズ（アブソリュート）
B　ベンゾイン（レジノイド）
C　ユーカリ
D　ジャスミン（アブソリュート）

2 葉から得られ、ライラックの花やライムを想起させる香りの成分を特徴成分とする精油を1つ選びなさい。

A　イランイラン
B　ブラックペッパー
C　ティートリー
D　ジャーマンカモミール

3 香料としてフレグランスにも多く用いられているパチュリ精油の原料植物の科名を1つ選びなさい。

A　イネ科
B　シソ科
C　キク科
D　フウロソウ科

4 フィリピンの言葉で「花の中の花」を意味する植物から得られる
精油を1つ選びなさい。

A イランイラン
B ラベンダー
C ジャスミン（アブソリュート）
D ユーカリ

5 においが嗅覚器から脳へ伝達する経路について正しいものを1つ選びなさい。

A 嗅上皮→嗅球→前頭葉→視床下部
B 嗅上皮→嗅球→嗅皮質→海馬
C 嗅球→嗅上皮→扁桃体→視床下部
D 嗅上皮→嗅球→嗅皮質→視床下部→海馬

6 精油の抽出法の1つ、水蒸気蒸留法について正しいものを1つ選びなさい。

A 果皮をむいて絞り、スポンジに吸わせて精油を回収する方法である。
B 香り成分を蒸気とともに揮発させる方法である。
C 牛脂や豚脂を使用する古くから伝わる伝統的な手法である。
D 近年開発された技術で二酸化炭素などの液化ガスを使用する。

7 肌なじみのよいオレイン酸が主成分のスイートアーモンド油について
正しいものを1つ選びなさい。

A 果皮から得られる。
B 花から得られる。
C 種子から得られる。
D 根から得られる。

8 弱アルカリ性で肌をなめらかに整える作用があり重炭酸ナトリウムとも
呼ばれる基材を1つ選びなさい。

A シアーバター
B エタノール
C 芳香蒸留水
D 重曹

9 ヨーロッパにおいて、修道女ヒルデガルトがハーブを用いた治療法に関する書物を著した時代として正しいものを1つ選びなさい。

A 古代
B 中世
C 近世
D 現代

10 女性ホルモンのバランスが乱れる理由として、適切ではないものを1つ選びなさい。

A ダイエットによる栄養失調
B アロマテラピーの利用
C 肌の乾燥
D 出産数減少に伴う月経回数の増加

11 アロマテラピーを利用する人と利用法の組み合わせで、正しいものを1つ選びなさい。

A 0歳児 ― 全身浴法
B 高齢者 ― 足浴法
C 臨月の妊婦 ― トリートメント法
D 2歳児 ― 吸入法

12 アロマテラピーを行う際の注意として、誤ったものを1つ選びなさい。

A 不快感を感じたら、使用を中止する。
B 精油の原液が皮膚についた場合は、すぐに清潔な大量の水で洗い流す。
C 精油を子どもが誤って飲み込んだ場合は、すぐに吐かせる。
D 3歳未満の幼児には、芳香浴法以外は行わない。

13 芳香浴法を行う際の注意として、誤ったものを1つ選びなさい。

A 精油をハンカチにつける場合は、シミに注意する。
B 精油の使用量は部屋の広さによって調節する。
C 人が集まる場所で行う場合は、置き場所に配慮する。
D 部屋の換気はしない。

14 植物にとっての芳香物質の役割で、カビや有害な細菌の発生を防ぐ効果を1つ選びなさい。

A 殺虫効果

B 抗真菌効果・抗菌効果

C 誘引効果

D 忌避効果

15 揮発性有機溶剤抽出法について誤ったものを1つ選びなさい。

A 油脂吸着法に代わって，利用され始めた方法である。

B ヘキサンなどの揮発性有機溶剤を使用する。

C 芳香成分は、溶剤を高温で溶かし出す。

D 溶剤を揮発させて残った半固体状のものを、コンクリートという。

16 光毒性に対する注意について正しいものを1つ選びなさい。

A 精油成分が蛍光灯などの光に反応し、皮膚に毒性を示すことである。

B 精油成分にフロクマリン類が含まれる場合は、光毒性の注意が必要。

C ネロリ精油は、光毒性の注意が必要である。

D 希釈すれば問題はない。

17 AEAJ の考える精油の使用法について、誤ったものを1つ選びなさい。

A 原液を皮膚につけない。

B 飲用しない。

C 火のそばに置く。

D 目に入れないようにする。

18 次の中から植物ロウに分類される基材を1つ選びなさい。

A マカデミアナッツ油

B ホホバ油

C ミツロウ

D グリセリン

19 植物油の説明で誤ったものを選びなさい。

A　オリーブ油の主要成分はオレイン酸である。

B　スイートアーモンド油は果肉から採れる。

C　キャリアオイル、ベースオイルとも呼ばれる。

D　マカデミアナッツ油はパルミトレイン酸を含有する。

20 精油の使用量に関するガイドラインで正しいものを
1つ選びなさい。

A　部分浴法　－　1～5滴

B　吸入法　　－　1～5滴

C　湿布法　　－　1～5滴

D　全身浴法　－　1～5滴

21 芳香蒸留水の説明で正しいものを選びなさい。

A　圧搾法で製造される。

B　水溶性の芳香成分がわずかに溶け込んでいる。

C　トリートメントオイルの基材である。

D　光毒性がある。

22 ミツロウについて誤ったものを1つ選びなさい。

A　動物ロウ（動物性ワックス）である。

B　抗菌・保湿作用がある。

C　配合量で、クリームの硬さを調整できる。

D　アシナガバチが巣を作る時に分泌する。

23 クレイの作用に該当しないものを1つ選びなさい。

A　保湿

B　吸着

C　収れん

D　毛穴の引きしめ

24 重曹について正しいものを1つ選びなさい。

A 皮膚をなめらかにする効果がある。

B 別名、水酸化ナトリウムと呼ばれる。

C トリートメントオイルにブレンドして使用する。

D 入浴剤として、すぐれた発汗作用がある。

25 基材について誤ったものを1つ選びなさい。

A ハチミツには抗炎症作用がある。

B エタノールには、保湿作用がある。

C 天然塩はミネラルを含む。

D グリセリンには皮膚をやわらかくする作用がある。

26 植物油 50ml に精油 10 滴を加えると濃度は何%になるか、
正しいものを1つ選びなさい（精油1滴を 0.05ml とする）。

A 0.1%

B 0.5%

C 1%

D 2%

27 全身浴法について正しいものを1つ選びなさい。

A 皮膚に刺激を感じる場合は、慣れるまで行う。

B みぞおちまで長時間浸かる。

C 幼児の沐浴に、精油を5滴使用する。

D リラクセーション効果や温熱効果の相乗効果が期待できる。

28 湿布法を行うのに適した精油の量を1つ選びなさい。

A 3滴以下

B 10滴以下

C 15滴以下

D 5滴以下

29 希釈濃度について正しいものを1つ選びなさい。

A　フェイストリートメントの際の希釈濃度は、1%以下である。

B　個人の感受性とは無関係である。

C　基材の量に対し、加えた精油が何%の濃度であるかを表すものである。

D　顔などには、必要に応じてガイドラインよりも高い濃度から使用する。

30 トリートメントオイルについて正しいものを1つ選びなさい。

A　精油を植物油で希釈したオイルである。

B　精油の希釈濃度は、ボディ、フェイスともに同じである。

C　希釈濃度は、香りの好みや強さにかかわらず一定である。

D　筋肉のこりをやわらげる時には、精油を直接皮膚に塗布する。

31 アロマテラピーを利用する際の衛生管理について、誤ったものを 1つ選びなさい。

A　使用器具を清潔に保つ。

B　清潔な環境で行う。

C　手や指などをしっかり洗浄してから行う。

D　耐熱ガラス棒は、エタノールで消毒し、乾燥させる。

32 精油の販売について正しいものを1つ選びなさい。

A　精油を雑貨として販売する。

B　精油は不眠症に効果があると言って販売する。

C　精油を使って化粧水を作り、販売する。

D　精油を入浴剤として販売する。

33 免許のない者が症状から病名を診断したり、治療と思われるような 行為を行うことを禁止している法律を1つ選びなさい。

A　医薬品、医療機器等の品質、有効性及び安全性の確保等に関する法律

B　製造物責任法

C　医師法

D　景品表示法

〈1級〉模擬試験（第1回）

34 原料植物が属する科がラベンダーと異なるものを1つ選びなさい。

A ゼラニウム

B クラリセージ

C ローズマリー

D メリッサ

35 ジャーマンカモミール精油について誤ったものを1つ選びなさい。

A 濃い青色をしている。

B 原料植物はハーブティーとして広く愛好されている。

C 原料植物はキク科である。

D 葉から抽出される。

36 ローマンカモミール精油の原料植物の科名を1つ選びなさい。

A シソ科

B キク科

C イネ科

D バラ科

37 クラリセージ精油について誤ったものを1つ選びなさい。

A 原料植物は二年草である。

B 原料植物はシソ科である。

C 根から抽出される。

D 別名オニサルビアという。

38 サイプレス精油について誤ったものを1つ選びなさい。

A 水蒸気蒸留法で抽出される。

B 原料植物は、主に地中海沿岸地方や中東に分布する。

C 原料植物は、お茶として親しまれる。

D 原料植物は、寺院や墓地などに植えられる。

39 スイートマージョラム精油について誤ったものを1つ選びなさい。

A　葉から抽出される。

B　水蒸気蒸留法で製造される。

C　原料植物はイネ科である。

D　別名マヨラナという。

40 サンダルウッド精油について正しいものを1つ選びなさい。

A　原料植物は半寄生植物である。

B　抽出部位は葉である。

C　揮発性有機溶剤抽出法で製造される。

D　原料植物はモクセイ科である。

41 イランイラン精油について正しいものを1つ選びなさい。

A　スパイシーで甘くすっきりとした香り

B　ウッディでミルキーな甘さのある香り

C　すっきりしたハーバル調で甘く温かみのある香り

D　華やかで甘くフローラルな香り

42 ジャスミン（アブソリュート）精油の原料植物が属する科を
1つ選びなさい。

A　エゴノキ科

B　モクセイ科

C　キク科

D　バンレイシ科

43 原料植物が属する科がスイートマージョラムと異なるものを
1つ選びなさい。

A　ラベンダー

B　レモングラス

C　メリッサ

D　ペパーミント

44 パチュリ精油の原料植物の属する科を1つ選びなさい。

A カンラン科

B バンレイシ科

C エゴノキ科

D シソ科

45 ベチバー精油について正しいものを1つ選びなさい。

A 根から抽出される。

B 原料植物はシソ科である。

C 光毒性がある。

D 原料植物は常緑の低木である。

46 フランキンセンス精油について正しいものを1つ選びなさい。

A 別名没薬という。

B 原料植物はエゴノキ科である。

C 揮発性有機溶剤抽出法で製造される。

D イエス・キリスト誕生の時に捧げられた。

47 ベルガモット精油について正しいものを1つ選びなさい。

A 花から抽出される。

B 香料としてはもちいられない。

C 原料植物はエゴノキ科である。

D 光毒性がある。

48 精油の抽出部位が樹脂でないものを1つ選びなさい。

A ミルラ

B ベンゾイン（レジノイド）

C サイプレス

D フランキンセンス

49 揮発性有機溶剤抽出法で精油が得られないものを1つ選びなさい。

A ジャスミン（アブソリュート）

B ベンゾイン（レジノイド）

C ローズ（アブソリュート）

D ネロリ

50 メリッサ精油について誤ったものを1つ選びなさい。

A 原料植物の別名はレモンバームである。

B 揮発性有機溶剤抽出法で製造される。

C 原料植物は多年草である。

D 原料植物はシソ科である。

51 ローズオットー精油について誤ったものを1つ選びなさい。

A 低温で固まる性質がある。

B アブソリュートである。

C 水蒸気蒸留法で抽出される。

D バラ科である。

52 ドイツの植物学の基礎を築いた人物名を1つ選びなさい。

A ガレノス

B ジャン・バルネ

C ヒポクラテス

D ヒルデガルト

53 古代ギリシャの医学者ヒポクラテスについて正しいものを1つ選びなさい。

A 香料の調合、製造、使用方法などを著書にまとめた。

B 『博物誌』を著した。

C 「医学の父」と呼ばれた。

D 「植物学の祖」といわれた。

54 『薬物誌』を著した人物を1人選びなさい。

A ヒポクラテス

B テオフラストス

C ディオスコリデス

D ジャン・バルネ

55 古代ローマの公衆浴場について誤ったものを1つ選びなさい。

A テルマエと呼ばれた。

B マッサージやあかすりの際に香油が使われていた。

C さまざまな場面で香りの演出が行われた。

D 「オーデコロン」という言葉の由来になった。

56 においの伝達経路について正しい組み合わせを1つ選びなさい。

におい物質はまず、鼻の（①）にある（②）でとらえられる。その後、にお
い物質の情報は嗅細胞で電気信号に変換され、脳の（③）で整理されたのち、
脳の各部位へ送られる。

A ①嗅上皮　②嗅繊毛　③嗅球

B ①嗅球　②嗅皮質　③嗅上皮

C ①嗅球　②嗅繊毛　③嗅上皮

D ①嗅上皮　②嗅皮質　③嗅球

57 脳に属さない部位を1つ選びなさい。

A 海馬

B 大脳皮質

C 嗅繊毛

D 視床下部

58 大脳辺縁系の働きについて誤ったものを1つ選びなさい。

A 嗅覚器官までの距離が短い。

B 感情や欲求などの情動に関与する。

C 海馬では、恐怖などの情動をつかさどる。

D 扁桃体は、快・不快などの情動をつかさどる。

59 皮膚からの精油の経路について正しいものを1つ選びなさい。

A　精油成分は分子構造が大きい。
B　精油は揮発性があるため、皮膚に浸透する。
C　皮膚にはバリア機能がない。
D　精油の中には、皮膚内で保湿成分を補うものもある。

60 精油の身体への作用と経路について、誤ったものを1つ選びなさい。

A　同じ人が同じ精油のにおいを嗅いでも、感じ方が変わることがある。
B　吸収された精油成分は、身体の組織や器官をめぐり、代謝される。
C　同じ精油のにおいを嗅いでも人によって感じ方が違う。
D　呼吸器系の不調時に、うがいとして用いる。

61 光毒性の対象とされない精油を1つ選びなさい。

A　レモン精油
B　ネロリ精油
C　ベルガモット精油
D　グレープフルーツ精油

62 良質な睡眠を得るために不適切なものを1つ選びなさい。

A　45℃を超える熱いお湯に入り、その後すぐに就寝するようにした。
B　室内環境を整え、強い光が直接目に入らないようにした。
C　精油を活用し、リラックスする時間をもつようにした。
D　眠りを妨げるものを排除した。

63 体内環境を一定の範囲内で維持しようとする仕組みのことを
1つ選びなさい。

A　ストレス
B　アロマテラピー
C　ホメオスタシス
D　エストロゲン

64 ストレスをコントロールするために不適切なものを1つ選びなさい。

A　リラックスできる香りでアロマロールオンを作成した。
B　アロマスプレーを作り香りとともに深呼吸した。
C　心地よいと感じる香りを嗅いだ。
D　負の感情をそのままにした。

65 ホメオスタシスの維持に大切ではないものを1つ選びなさい。

A　バランスのとれた食生活
B　ストレスフルな生活
C　適度な運動
D　休息

66 インドの保護森林となっており、伐採はインドの環境森林気候変動省が直接管理している植物を1つ選びなさい。

A　ローズウッド
B　ベルガモット
C　サンダルウッド
D　ラベンダー

67 国際自然保護連合では、絶滅のおそれがある野生の動植物を（　　）として「レッドリスト」に指定している。（　　）に入る言葉を1つ選びなさい。

A　絶滅危惧種
B　保護森林
C　国家機関
D　原料植物

68 未来のアロマ環境を守るためにできることを1つ選びなさい。

A　ものを大切にしない。
B　花や草木を伐採する。
C　精油の原料植物への理解を深める。
D　無駄を増やす。

69 AEAJ における「アロマ環境」の観点ではないものを 1 つ選びなさい。

A　アロマ環境を守る。

B　アロマ環境を壊す。

C　アロマ環境を育てる。

D　アロマ環境を楽しむ。

70 AEAJ の取り組みとして誤ったものを 1 つ選びなさい。

A　イメージフレグランスコンテスト

B　「環境カオリスタ検定」の実施

C　公害対策基本法

D　「みどり香るまちづくり」企画コンテスト共催

解答と解説は p.252 〜 p.256 へ。間違えた問題をしっかり確認し、理解を深めましょう。

アロマテラピー検定模擬試験 第2回
70分

1級の試験時間は70分です。p.238の模擬試験解答用紙を使って挑戦しましょう。

＊香りテストについて

香りテストの問題は、2問ほど出題されます。実際に精油の香りを嗅いで、精油名を選ぶ問題です。香りテストは高配点ですので、重要な得点ポイントとなります。対象精油の特徴をとらえ、試験当日は落ち着いて臨みましょう。

1 夏の季節にクレイを選びクレイパックを作製した場合、どのような効果を期待していると考えられるか、あてはまらないものを1つ選びなさい。

A 皮脂を落とす効果
B 食欲を促進させる効果
C 汚れを吸着する効果
D 毛穴のひきしめ効果

2 低温で固まる性質をもつローズオットー精油の精油抽出法を1つ選びなさい。

A 水蒸気蒸留法
B 揮発性有機溶剤抽出法
C 圧搾法
D 油脂吸着法

3 没薬とも呼ばれる精油を1つ選びなさい。

A ジャスミン（アブソリュート）
B ラベンダー
C ミルラ
D ローズマリー

4 花から得られ、華やかで甘いフローラル調の香りが特徴である精油を
1つ選びなさい。

A　ティートリー

B　イランイラン

C　スイートマージョラム

D　ベチバー

5 別名ダイダイと呼ばれる植物から得られるネロリ精油の原料植物の
科名を1つ選びなさい。

A　ミカン科

B　フウロソウ科

C　バラ科

D　シソ科

6 別名カミツレと呼ばれる植物から得られ、濃い青色をした精油を
1つ選びなさい。

A　ゼラニウム

B　ジャーマンカモミール

C　ユーカリ

D　レモングラス

7 ミルラ精油の精油抽出法を1つ選びなさい。

A　水蒸気蒸留法

B　圧搾法

C　油脂吸着法

D　揮発性有機溶剤抽出法

8 安息香ともいう精油を1つ選びなさい。

A　サンダルウッド

B　フランキンセンス

C　ベチバー

D　ベンゾイン（レジノイド）

9 精油について正しいものを1つ選びなさい。

A　精油の抽出部位はすべての植物が同じである。

B　脂肪酸とグリセリンからなる油脂である。

C　水に精油を垂らすと表面に浮いて膜のように広がる。

D　芳香性はない。

10 アロマセラピストとして行うと法律に抵触するおそれのある行為を1つ選びなさい。

A　サロンのお客様（クライアント）に腰痛の治療を目的に精油を用いた温湿布を作り、腰にあてた。

B　子どもの風邪予防を期待して、精油をブレンドして芳香浴法を行った。

C　寝不足の友人にリフレッシュしてもらうため精油をブレンドして香りを楽しんでもらった。

D　友人にリラックスしてもらうため、ボディトリートメントをした。

11 精油の使い方について正しいものを1つ選びなさい。

A　精油は芳香性をもつため、火を扱うキッチンでは注意する。

B　精油の原液が皮膚についた場合は、熱湯で洗い流す。

C　浴槽に精油を10滴入れ、全身浴法を行う。

D　3歳未満の幼児に、芳香浴法を行う。

12 光毒性のある精油について誤ったものを1つ選びなさい。

A　グレープフルーツ精油には光毒性がある。

B　スイートオレンジ精油には光毒性はない。

C　ベルガモット精油には光毒性がある。

D　レモン精油には光毒性はない。

13 手浴法について正しいものを1つ選びなさい。

A　両手のひらを浸す方法である。

B　使用する精油は必ず5滴でなければならない。

C　柑橘系やスパイス系の精油は使用する滴数を少なめにする。

D　下半身の血行をよくする効果が期待できる。

14 足浴法について誤ったものを1つ選びなさい。

A　5滴以上の精油を使用する。

B　全身の血行がよくなる。

C　下半身をバスタオルで覆うと、より温まる。

D　部分浴法のひとつである。

15 湿布法について正しいものを1つ選びなさい。

A　湯または水に浸して絞ったタオルに精油を垂らす。

B　できるだけ長時間続けるのがよい。

C　肌への精油の安全性は、考えなくともよい。

D　温湿布は、慢性のトラブルによいとされる。

16 精油を保存する容器として最も適したものを1つ選びなさい。

A　発泡スチロール容器

B　ビニール容器

C　密閉プラスチック容器

D　遮光性ガラス容器

17 植物油の説明で正しいものを1つ選びなさい。

A　アルガン油はアルガンツリーの果肉から採れる。

B　スイートアーモンド油はスイートアーモンドの果肉から採れる。

C　ホホバ油はオレイン酸を含有する。

D　マカデミアナッツ油はパルミトレイン酸を含有する。

18 基材についての説明で誤ったものを1つ選びなさい。

A　精製水は薬局で販売されている。

B　芳香蒸留水は、揮発性有機溶剤抽出法の副産物である。

C　オリーブ油はオレイン酸を含有する。

D　グリセリンはアロマテラピーショップで販売されている。

19 アロマテラピーに使用するエタノールについて誤ったものを
1つ選びなさい。

A　無水エタノールが使用できる。
B　薬局で販売されている。
C　ウォッカが使用できる。
D　精油とは混ざらない。

20 クレイについて誤ったものを1つ選びなさい。

A　カオリンはクレイに分類される。
B　保湿作用がある。
C　粘土のことである。
D　モンモリロナイトはクレイに分類される。

21 基材とそれを使用する手作り化粧品の組み合わせで、
ふさわしくないものを1つ選びなさい。

A　カオリン ― パック
B　植物油 ― トリートメントオイル
C　天然塩 ― 入浴剤
D　ミツロウ ― スキンローション

22 精油4滴を加えて濃度1％となるトリートメントオイルを作るのに、
必要な植物油の量を1つ選びなさい（精油1滴を0.05mlとする）。

A　4㎖
B　10㎖
C　20㎖
D　40㎖

23 ミツロウについて正しいものを1つ選びなさい。

A　クリームの基材としても用いられる。
B　発汗作用がある。
C　クレイパックを作る時に用いる。
D　収れん作用がある。

24 景品表示法の説明について誤ったものを1つ選びなさい。

A　過大な景品の提供を制限し、消費者の購入判断を迷わせない。
B　「最高品質」などの店頭表示を制限し、消費者の衝動買いを防ぐ。
C　事業者の表現を規制し、消費者の適切な判断による購入を促す。
D　事業者の自由な表現で、消費者が購入しやすくする。

25 医師や獣医師の資格をもたない者が行うアロマテラピー行為について、正しいものを1つ選びなさい。

A　トリートメントを行う相手の症状から病名を診断する。
B　治療と思われるような行為はしない。
C　精油を薬のように処方した。
D　飼育動物の診療を行う。

26 「植物学の祖」と呼ばれた人物を1人選びなさい。

A　テオフラストス
B　ヒポクラテス
C　ジョン・ジェラード
D　ディオスコリデス

27 「二名法」について正しいものを1つ選びなさい。

A　「プラントハンター」によって作られた。
B　属名と種小名で構成される。
C　現在は用いられていない。
D　ジョン・ジェラードが基本を作った。

28 アロマトリートメントについて正しいものを1つ選びなさい。

A　精油を直接皮膚に塗る方法。
B　香りの好みで精油の希釈濃度を決める。
C　リラクセーションの効果がある。
D　ボディスプレーを使用する。

29 ジャーマンカモミールとローマンカモミールの特徴で、
共通しないものを1つ選びなさい。

  A 原料植物の生育期間による分類
  B 原料植物の科名
  C 抽出部位
  D 精油の製造方法

30 クラリセージ精油について正しいものを1つ選びなさい。

  A 原料植物はキク科である。
  B 原料植物は二年草である。
  C 根から抽出される。
  D 揮発性有機溶剤抽出法で製造される。

31 グレープフルーツ精油について誤ったものを1つ選びなさい。

  A 果皮から抽出される。
  B 原料植物はフウロソウ科である。
  C 圧搾法で製造される。
  D 光毒性があるため使用に注意が必要。

32 サイプレス精油の原料植物の科名を1つ選びなさい。

  A ヒノキ科
  B カンラン科
  C フウロソウ科
  D フトモモ科

33 モクセイ科の植物として正しいものを1つ選びなさい。

  A ジュニパーベリー
  B ベンゾイン（レジノイド）
  C ジャスミン（アブソリュート）
  D ティートリー

34 パチュリ精油の製造法として正しいものを1つ選びなさい。

A　アンフルラージュ
B　水蒸気蒸留法
C　揮発性有機溶剤抽出法
D　マセレーション

35 サンダルウッド精油の抽出部位として正しいものを
1つ選びなさい。

A　花
B　葉
C　心材
D　種

36 ジャスミン（アブソリュート）精油について正しいものを1つ選びなさい。

A　原料植物の別名はオオバナソケイである。
B　原料植物はバンレイシ科である。
C　圧搾法で抽出される。
D　葉から抽出される。

37 スイートマージョラム精油について正しいものを1つ選びなさい。

A　原料植物は多年草植物である。
B　原料植物はキク科である。
C　西インド諸島が原産である。
D　「マリアのバラ」と呼ばれる。

38 原料植物が属する科がネロリ精油と異なるものを1つ選びなさい。

A　スイートオレンジ
B　イランイラン
C　ベルガモット
D　グレープフルーツ

39 ブラックペッパー精油について誤ったものを1つ選びなさい。

A 水蒸気蒸留法で製造される。
B 根から抽出される。
C 原料植物はコショウ科である。
D 原料植物は、つる性植物である。

40 ベチバー精油について誤ったものを1つ選びなさい。

A 水蒸気蒸留法で製造される。
B 葉から抽出される。
C 落ち着きのあるウッディ調の香りである。
D 原料植物はイネ科である。

41 ベンゾイン（レジノイド）精油について正しいものを1つ選びなさい。

A 樹皮から抽出される。
B 原料植物はエゴノキ科である。
C 水蒸気蒸留法で製造される。
D 光毒性がある。

42 ミルラ精油について誤ったものを1つ選びなさい。

A 水蒸気蒸留法で製造される。
B 抽出部位は樹脂である。
C 別名は乳香である。
D 原料植物はイエス・キリストに捧げられた。

43 メリッサ精油について正しいものを1つ選びなさい。

A 葉から抽出される。
B 原料植物はキク科である。
C 原料植物は一年草である。
D 圧搾法で製造される。

44 愛の女神アフロディテから、香りを与えられたという
伝説をもつものを1つ選びなさい。

A スイートマージョラム

B ローズオットー

C メリッサ

D ジャスミン（アブソリュート）

45 原料植物の種子を煎じた液を目につけると、視界がはっきりすると
されたものを1つ選びなさい。

A スイートマージョラム

B ローズマリー

C ラベンダー

D クラリセージ

46 ジャン・バルネについて正しいものを1つ選びなさい。

A フランスの化学者である。

B 著書は『AROMATHERAPIE（植物＝芳香療法）』。

C トリートメントオイルによる美容法と健康法を生み出した。

D 2004年にノーベル医学生理学賞を受賞した。

47 淡路島に香木が漂着したという記述のない書物を1つ選びなさい。

A 『日本書紀』

B 『水鏡』

C 『聖徳太子伝暦』

D 『源氏物語』

48 精油について正しいものを1つ選びなさい。

A 複数の植物を混合して製造される。

B 有機化合物が集まってできたものである。

C 水溶性である。

D 100％安全である。

「お香」について誤ったものを1つ選びなさい。

A 室町時代に「香道」が確立した。
B 平安時代には貴族の間で「お香」が親しまれた。
C 香薬を調合し優劣を品評する「薫物合」などの風習が親しまれていた。
D 日本の香りについて最も古い文献は『神農本草経』である。

50 日本における香料産業の始まりで正しいものを1つ選びなさい。

A 精油を得る目的で、ユズが栽培された。
B 明治の初めに、北海道北見市でハッカが栽培されていた。
C 昭和12年に、イギリスからラベンダーの種子を入手した。
D ハッカは品種改良され、北海道富良野地方に集約された。

51 皮膚の仕組みについて正しいものを1つ選びなさい。

A 肌（皮膚）は大きく分けて外側から表皮・真皮・皮脂膜の3層で構成されている。
B 角質層は異物の侵入や外敵ダメージから肌を守る。
C 角質細胞内には天然保湿因子などがあり水分蒸発を促す。
D 表皮のバリア機能が低下すると異物やウイルスなどが侵入できなくなる。

52 「プラントハンター」について誤ったものを1つ選びなさい。

A 18世紀
B ジョセフ・バンクス
C ローズ、ネロリなどをヨーロッパに紹介。
D 太平洋地域に自生する植物を収集。

53 揮発性有機溶剤抽出法について正しいものを1つ選びなさい。

A 繊細な花の香りを得るのに適している。
B この方法で樹脂から得られた芳香成分を「アブソリュート」という。
C この方法で得られるバラの精油はローズオットーという。
D 最終的に得られたものを「コンクリート」という。

54 アロマテラピーは QOL を向上させ、私たちの生活をどのように
豊かにするか、誤ったものを1つ選びなさい。

A 心身の不調をやわらげる。
B やる気を起こす。
C 活力を向上させる。
D 肉体的に豊かにする。

55 精油やアロマテラピーが、現在どのような分野で
活用されているか、誤ったものを1つ選びなさい。

A 予防医学
B 介護や医療施設
C スポーツ
D PM2.5

56 脳の各部位とつかさどる機能について、関連のない組み合わせを
1つ選びなさい。

A 海馬 ― 記憶の中枢
B 視床下部 ― 自律神経系、内分泌系、免疫系に情報を伝達
C 扁桃体 ― 他の感覚の情報を統合
D 嗅皮質 ― 香りのイメージ

57 アロマテラピーの用具について誤ったものを1つ選びなさい。

A 使い終わった用具は中性洗剤で洗う。
B 耐熱性ガラスビーカーは、煮沸消毒を行う。
C プラスチック製のものを選ぶ。
D 少量のものを量る時はメスシリンダーを使う。

58 精油について誤ったものを1つ選びなさい。

A 揮発性有機化合物である。
B 植物が作り出す。
C 光合成による一次代謝で作られる。
D 精油には複数の成分が含まれている。

59 去痰作用について正しいものを1つ選びなさい。

A 痛みをやわらげる作用。

B 痰を切り、痰を排出しやすくする作用。

C 胃腸の消化活動を活発にし、食欲を増進させる作用。

D 痰を止める作用。

60 主に人体にとって有害な細菌などの病原体を殺す作用について正しいものを1つ選びなさい。

A 虫よけ作用

B 鎮静作用

C 抗菌作用

D 殺菌作用

61 「マヨラナ」について正しいものを1つ選びなさい。

A ゼラニウムのことである。

B 学名は「海のしずく」という意味である。

C 原料植物は、シソ科である。

D マスカットに似た香りがする。

62 においの伝達経路として正しいものを1つ選びなさい。

A 嗅上皮で、においの化学情報を電気信号に変換する。

B 小脳で信号を整理して脳の奥へ送る。

C 鼻腔でにおいのイメージを作る。

D 前頭葉で好き嫌いなどの感情を呼び起こす。

63 においの伝達経路について、誤ったものを1つ選びなさい。

A 嗅皮質でにおいのイメージを作る。

B 海馬で記憶が引き出される。

C 視床下部では自律神経系、内分泌系、免疫系に情報を伝達する。

D 小脳で味覚などほかの感覚の情報を統合する。

64 良質な睡眠を得るために、不適切なものを1つ選びなさい。

A 38〜40℃くらいのお湯に20分ほど浸かる。
B 手浴・足浴をし、深部体温を上げる。
C 強い光が直接目に入るようにする。
D 香りを利用して、心地よい空間を演出する。

65 皮膚の弱い方のアロマテラピーの楽しみ方について、誤ったものを1つ選びなさい。

A 事前にパッチテストで安全を確認する。
B 精油の希釈濃度に注意する。
C 治療を受けている場合は、かかりつけの医師に相談する。
D 100％天然の精油であれば、高濃度で使用してもよい。

66 ストレスについて誤ったものを1つ選びなさい。

A 不安や怒りなどを感じたらそのままにしておく。
B 気晴らしの方法を自分なりに見つけておく。
C 香りを使い気分転換を促す。
D 心地よいと感じる香りを嗅いで心を落ち着ける。

67 子どものアロマテラピーの活用で正しいものを1つ選びなさい。

A 3歳未満の幼児に、湿布法を行う。
B 精油は、大人の10分の1程度の量から使用する。
C 乳幼児に、アロマベビートリートメントを行う。
D 精油は、子どもの手の届きやすい場所に保管する。

68 女性ホルモンのエストロゲンの働きとして正しいものを1つ選びなさい。

A 骨を丈夫に保つ。
B 血中コレステロールの減少を抑制する。
C 皮膚や粘膜の乾燥を促す。
D 分泌量は40代でピークとなる。

69 さまざまな悩みに役立つレシピとして誤ったものを1つ選びなさい。

A　冷えや疲労回復のため、アロマ入浴剤でゆっくり入浴して身体を温めた。

B　集中力を高めるため、吸入法やリードディフューザーを使用した。

C　ぜんそくの時、吸入法を行った。

D　肩こりの時、アロマ温湿布を行った。

70 ルネ・モーリス・ガットフォセが自身のやけどの治療に使用した
精油を1つ選びなさい。

A　ローズマリー

B　ラベンダー

C　レモン

D　ティートリー

解答と解説は p.257 ～ p.261 へ。間違えた問題をしっかり確認し、理解を深めましょう。

1級の試験時間は70分です。p.239の模擬試験解答用紙を使って挑戦しましょう。

＊香りテストについて

香りテストの問題は、2問ほど出題されます。実際に精油の香りを嗅いで、精油名を選ぶ問題です。香りテストは高配点ですので、重要な得点ポイントとなります。対象精油の特徴をとらえ、試験当日は落ち着いて臨みましょう。

1 別名マヨラナと呼ばれる植物から得られるスイートマージョラム精油の主な抽出部位を1つ選びなさい。

　　A　果皮
　　B　葉
　　C　心材
　　D　花

2 イネ科の植物から得られ、落ち着きのあるウッディ調の香りが特徴である精油を1つ選びなさい。

　　A　ローズマリー
　　B　ネロリ
　　C　フランキンセンス
　　D　ベチバー

3 ハーブティーとして広く愛好されている花から得られるジャーマンカモミール精油について正しいものを1つ選びなさい。

　　A　光毒性がある。
　　B　原料植物はヒノキ科に属する。
　　C　揮発性有機溶剤抽出法により得られる。
　　D　色は濃い青色をしている。

4 別名ダイダイと呼ばれる植物の花から得られる精油を1つ選びなさい。

A スイートオレンジ
B ジャスミン（アブソリュート）
C パチュリ
D ネロリ

5 インド原産の多年草で、ジンジャーとレモンの香りを混ぜたような
力強い香りのイネ科の植物から得られる精油を1つ選びなさい。

A ユーカリ
B ジュニパーベリー
C レモングラス
D ティートリー

6 別名マンネンロウと呼ばれるローズマリー精油の原料植物の科名を
1つ選びなさい。

A フトモモ科
B シソ科
C ミカン科
D キク科

7 精油はそれぞれ作用をもっているが、神経系の働きを鎮め、心と身体の
働きをリラックスさせる作用として正しいものを1つ選びなさい。

A 鎮痛作用
B 虫よけ作用
C 抗菌作用
D 鎮静作用

8 精油の選び方について適切なものを1つ選びなさい。

A 苦手と感じる香りを選ぶ。
B 精油の製品情報を確認して購入する。
C 遮光性のない無色透明のガラス容器に入ったものを選ぶ。
D インターネットで香りを試さず購入する。

9 精油について正しいものを1つ選びなさい。

A 油に溶けやすい。

B 植物全体に均一に含まれる。

C 同じ種類の植物であれば精油の構成成分も同じである。

D 植物の一次代謝産物である。

10 香り成分により、昆虫などの生物を遠ざけることを忌避効果というが、忌避効果は植物にとってはどのような役割があるか1つ選びなさい。

A 昆虫などに摂食されることを防ぐ。

B 植物の成長を促す。

C 受粉のため、昆虫などを引き寄せる。

D カビや細菌の発生・繁殖を防ぐ。

11 「ケルンの水」の主要原料だったといわれているベルガモット精油の原料植物の科名を1つ選びなさい。

A イネ科

B ヒノキ科

C フトモモ科

D ミカン科

12 別名レモンバームと呼ばれる植物から得られる精油の主な抽出部位を1つ選びなさい。

A 果皮

B 葉

C 根

D 心材

13 圧搾法で得られ、甘酸っぱくさわやかな香りが特徴である精油を1つ選びなさい。

A ティートリー

B グレープフルーツ

C ローマンカモミール

D ベンゾイン（レジノイド）

14 ラベンダー精油の主な抽出部位を1つ選びなさい。

A 果皮
B 花
C 根
D 心材

15 別名ローマカミツレと呼ばれる植物から得られる精油を1つ選びなさい。

A ローズマリー
B メリッサ
C ローマンカモミール
D レモングラス

16 香料として多くの高級フレグランスに配合されているサンダルウッド
精油について正しいものを1つ選びなさい。

A 揮発性有機溶剤抽出法により得られる。
B 原料植物は『新約聖書』の中で、イエス・キリスト誕生の際に捧げられた。
C 抽出部位は心材である。
D 原料植物はヒノキ科に属する。

17 樹脂から得られ、バニラのような甘い香りがする精油を1つ選びなさい。

A ジュニパーベリー
B ベンゾイン（レジノイド）
C フランキンセンス
D ミルラ

18 光合成によって植物に必要な栄養を作り出し、すっきりした香りのものが
多いといわれている精油の主な抽出部位はどこか1つ選びなさい。

A 葉
B 根
C 花
D 果実

19 二酸化炭素などの液化ガスを溶剤に用いるため、植物そのものに近い
香りを得られる精油抽出法を1つ選びなさい。

- A 圧搾法
- B 油脂吸着法
- C 水蒸気蒸留法
- D 超臨界流体抽出法

20 揮発性有機溶剤抽出法で樹脂から最終的に取り出したものを1つ
選びなさい。

- A レジノイド
- B ポマード
- C コンクリート
- D アブソリュート

21 精油の使い方について適切でないものを1つ選びなさい。

- A 子どもやペットの手の届かないところに保管する。
- B 精油の原液は希釈して皮膚に使用する。
- C うがいに使用しない。
- D 火気の近くで保管する。

22 アロマテラピーの利用方法として AEAJ がすすめていないものを1つ
選びなさい。

- A 高齢者が精油を基準の半分以下の量で使用する。
- B 既往歴のある方が精油を基準の半分以下の量で使用する。
- C 4歳児に成人と同じ精油の量を使用する。
- D 妊娠時に芳香浴法を楽しむ時は体調を考慮する。

23 光毒性に関して注意を必要としない精油を1つ選びなさい。

- A グレープフルーツ
- B レモン
- C パチュリ
- D ベルガモット

ペパーミント精油について正しいものを1つ選びなさい。

A　原料植物は「マリアのバラ」と呼ばれている。
B　圧搾法により得られる。
C　原料植物はシソ科に属する。
D　抽出部位は果実である。

25　別名ホソイトスギと呼ばれる植物の葉から得られる精油を1つ
選びなさい。

A　ジャーマンカモミール
B　ベンゾイン（レジノイド）
C　ベチバー
D　サイプレス

26　別名オニサルビアと呼ばれる精油の原料植物の科名を1つ選びなさい。

A　フトモモ科
B　イネ科
C　シソ科
D　カンラン科

27　「天高く昇る聖木」として、寺院や墓地などに植えられているヒノキ科の
植物から得られる精油を1つ選びなさい。

A　ローズマリー
B　ユーカリ
C　サイプレス
D　スイートオレンジ

28　肌を保護する作用やエイジングケア効果があるとして、古くからスキン
ケアに用いられてきたミルラ精油の精油抽出法を1つ選びなさい。

A　水蒸気蒸留法
B　揮発性有機溶剤抽出法
C　超臨界流体抽出法
D　圧搾法

29 コショウ科の植物から得られ、血行をよくする作用があるといわれている精油を1つ選びなさい。

A　ベンゾイン（レジノイド）
B　ブラックペッパー
C　ペパーミント
D　スイートマージョラム

30 揮発性有機溶剤抽出法で得られ、香水などによく用いられる精油を1つ選びなさい。

A　ジャーマンカモミール
B　ローズ（アブソリュート）
C　イランイラン
D　ティートリー

31 アボリジニの伝統的な治療薬として古くから利用されてきた植物から得られるティートリー精油の精油抽出法を1つ選びなさい。

A　揮発性有機溶剤抽出法
B　油脂吸着法
C　水蒸気蒸留法
D　圧搾法

32 ビターオレンジと呼ばれる原料植物の花から得られる精油を1つ選びなさい。

A　ネロリ
B　レモン
C　スイートマージョラム
D　ベルガモット

33 手作り化粧品を作製、利用する際に考慮すべきこととして、適切でないものを1つ選びなさい。

A　衛生管理に配慮する。
B　皮膚に使用する場合は事前にパッチテストを行う。
C　作製したものには内容物についての情報を記載したラベルを貼る。
D　植物油などが中心のオイルやクリームは、水が含まれるものに比べて保存期間が短い。

34 水性の基材に分類されるものを1つ選びなさい。

 A 芳香蒸留水
 B シアーバター
 C ミツロウ
 D クレイ

35 ホホバ油について誤ったものを1つ選びなさい。

 A 種子から得られる。
 B 植物ロウ（植物性ワックス）である。
 C 低温で固まる性質をもつ。
 D 赤い色をしている。

36 収れん作用、抗炎症作用を期待できることから、スキンケア商品に
配合されるパチュリ精油について正しいものを1つ選びなさい。

 A 原料植物はイネ科に属する。
 B 抽出部位は葉である。
 C 揮発性有機溶剤抽出法により得られる。
 D レジノイドと呼ばれる。

37 イランイラン精油の原料植物の科名を1つ選びなさい。

 A フトモモ科
 B バンレイシ科
 C フウロソウ科
 D ミカン科

38 別名乳香と呼ばれる精油を1つ選びなさい。

 A ジャスミン（アブソリュート）
 B フランキンセンス
 C ローズマリー
 D ミルラ

39 水蒸気蒸留法で得られ、古くから発汗作用や浄化作用があるとされている精油を1つ選びなさい。

A　ジャスミン（アブソリュート）
B　ベンゾイン（レジノイド）
C　ジュニパーベリー
D　スイートオレンジ

40 紅茶のアールグレイの香りづけに使用される香料として有名な植物から得られる精油を1つ選びなさい。

A　グレープフルーツ
B　ラベンダー
C　ベルガモット
D　スイートマージョラム

41 フウロソウ科の植物から得られ、ややローズ調のグリーン感のあるフローラルな香りが特徴である精油を1つ選びなさい。

A　メリッサ
B　ユーカリ
C　ラベンダー
D　ゼラニウム

42 葉から得られ、清涼感のある香りをもつ精油を1つ選びなさい。

A　ミルラ
B　グレープフルーツ
C　ユーカリ
D　イランイラン

43 サイプレス精油の原料植物の科名を1つ選びなさい。

A　ヒノキ科
B　シソ科
C　モクセイ科
D　イネ科

44 花から得られ、華やかで甘いフローラル調の香りが特徴である精油を1つ選びなさい。

- A　サイプレス
- B　ユーカリ
- C　イランイラン
- D　ペパーミント

45 ローズマリー精油の精油抽出法を1つ選びなさい。

- A　水蒸気蒸留法
- B　揮発性有機溶剤抽出法
- C　油脂吸着法
- D　圧搾法

46 インド原産の多年草で、高さ1.5mほどに成長する原料植物から得られる精油を1つ選びなさい。

- A　クラリセージ
- B　パチュリ
- C　レモングラス
- D　ラベンダー

47 アカテツ科の植物の実から得られる油脂である基材を1つ選びなさい。

- A　シアーバター
- B　マカデミアナッツ油
- C　クレイ
- D　ミツロウ

48 ビタミンEを多く含み抗酸化作用が高く、モロッコ南西部に生息する植物の種子から得られる希少な植物油を1つ選びなさい。

- A　ホホバ油
- B　スイートアーモンド油
- C　オリーブ油
- D　アルガン油

49 鼻づまりやのどの不調をやわらげたい時のアロマテラピーの利用法として最も適切なものを1つ選びなさい。

A 吸入法

B 手浴法

C 湿布法

D ハンドトリートメント

50 25mlの植物油に精油を加えて濃度約1%のトリートメントオイルを作るために必要な精油の滴数を1つ選びなさい。（精油1滴を0.05mlとする）

A 4滴

B 5滴

C 6滴

D 7滴

51 香りが嗅覚期から脳へ伝わる経路について、以下の文章のカッコにあてはまる語句として正しいものを1つ選びなさい。（カッコ内には同一の語句が入る）

香りの情報は、大脳辺縁系の一部である（　　）に伝わる。（　　）は、ホメオスタシスの働きに大きく関わっている。

A 視床下部

B 嗅繊毛

C 小脳

D 皮膚

52 においの伝達経路のひとつで、大脳辺縁系の領域にあり、嗅皮質からつながるルートでは、好き嫌いなどの感情を呼び起こすといわれる部位を1つ選びなさい。

A 小脳

B 扁桃体

C 海馬

D 前頭葉

53 以下の文章のカッコにあてはまる語句の組み合わせで正しいものを1つ選びなさい。

女性ホルモンのうち、エストロゲンは（①）を丈夫に保つ、血中コレステロールの増加を抑制するなどの働きがあり、プロゲステロンは（②）するために欠かせないホルモンである。また、エストロゲンの分泌は（③）代でピークになる。

A　①骨　②妊娠　③20〜30

B　①骨　②妊娠　③40

C　①皮膚　②乾燥を予防　③20〜30

D　①皮膚　②乾燥を予防　③40

54 以下の文章の（　　）にあてはまる語句として正しいものを1つ選びなさい。

健康な状態では、自律神経系・内分泌系・免疫系がうまく関わり合いながら（　　）を維持しているが、過剰なストレスがかかると維持が困難になる。

A　アロマテラピー

B　ストレス

C　ホメオスタシス

D　リフレッシュ

55 日本における香りの記述のある最も古い文献として正しいものを1つ選びなさい。

A　『博物誌』

B　『日本書紀』

C　『神農本草経』

D　『医学典範』

56 『マテリア・メディカ』と並んで有名な、中国の薬草学書として正しいものを1つ選びなさい。

A　『神農本草経』

B　『源氏物語』

C　『医学典範』

D　『植物誌』

57 植物の学名において「二名法」という分類体系の基本を提案した
人物名を1つ選びなさい。

A　カール・フォン・リンネ

B　ヒルデガルト

C　ニコラス・カルペッパー

D　イブン・シーナー

58 『Le capital 'Jeunesse'（最も大切なもの…若さ）』を著した
人物名を1つ選びなさい。

A　ルネ・モーリス・ガットフォセ

B　マルグリット・モーリー

C　ジャン・バルネ

D　ジョン・ジェラード

59 事業者が実際のものよりも高品質であるかのように見せたり、過剰に
お得に見える価格を表示するなどの行為を制限・禁止する法律を1つ
選びなさい。

A　獣医師法

B　製造物責任法（PL法）

C　医薬品、医療機器等の品質、有効性及び安全性の確保等に関する法律
（医薬品医療機器等法）

D　景品表示法（不当景品類及び不当表示防止法）

60〜62 以下の文章を読み、それぞれの問いに答えなさい。

> マキさんはAEAJ認定アロマテラピーアドバイザーです。日ごろから自宅で自分のためにアロマテラピーを取り入れています。今日は久しぶりに大学時代の同級生に会う予定です。同級生たちのために、ラベンダー精油を入れたアロマハンドクリームをプレゼントすることにしました。中には、小さな子どもがいる人や、アロマテラピーに詳しくない人など、いろいろな人がいます。プレゼントする時には、使用方法、注意事項をしっかりと伝えようと考えています。

60 マキさんは、アロマテラピー検定の公式テキストを参考に、ハードタイプのハンドクリームを作製してみようと思っています。次のうち、ハードタイプを作製できる基材の比率を1つ選びなさい。

A　ソフトタイプよりもミツロウを多めにし、植物油を少なめにする。
B　ソフトタイプよりミツロウを少なめにし、植物油を多めにする。
C　ミツロウのみを使用する。
D　植物油のみを使用する。

61 マキさんは同級生にプレゼントする時、次のように説明をしました。
この中で適切なものを1つ選びなさい。

A　手作りの化粧品は行政の許可なく、自由に販売できると説明した。
B　3歳の子どもから同じようにクリームを使用できると説明した。
C　手作りの化粧品は早めに使い切るように説明した。
D　アロマテラピーアドバイザー資格は、治療目的のマッサージができる資格だと説明した。

62 マキさんが使用した、ラベンダー精油の主な抽出部位を1つ選びなさい。

A　根
B　樹脂
C　果皮
D　花

63～66 以下の文章を読み、それぞれの問いに答えなさい。

ユミさんは最近、夜中に目が覚めたり、朝の目覚めが悪く悩んでいます。良質な睡眠を得るためにアロマテラピーを活用することにし、最近友人から教えてもらったリードディフューザーを作製してみることにしました。お気に入りのゼラニウムの精油を使用し、寝室に置くとほのかに香りがして睡眠をサポートしてくれそうです。

63 ユミさんは、良質な睡眠を得るため、次のようにしました。適切なものを1つ選びなさい。

A 室内環境は睡眠の質には影響ないと考え、強い光の中で就寝した。
B 交感神経が過剰な状態が続くと、よりよい睡眠に結びつくと考え、寝る直前まで脳や身体を活発に活動させるように心がけた。
C 良質な睡眠に入浴は有効であると考え、入浴する習慣を取り入れた。
D 生活の乱れは睡眠の質に影響しないと考え、生活の改善は行わなかった。

64 良質な睡眠を得るためのアロマテラピー利用法として、あてはまらないものを1つ選びなさい。

A 芳香拡散器を使用して、寝室で芳香浴法を行う。
B 就寝する際、精油を垂らしたコットンを枕元に置く。
C 朝、精油を利用したクレイパックを行う。
D 就寝前、お湯に精油を入れて手浴を行う。

65 ゼラニウム精油について正しいものを1つ選びなさい。

A 原料植物はキク科に属する。
B 圧搾法により得られる。
C 抽出部位は葉である。
D 低温で固まる性質をもつ。

66 沐浴法について誤ったものを1つ選びなさい。

A 精油の滴数は香りの強さで調節しない。
B スパイス系精油は使用滴数を少なめにする。
C 精油の皮膚への刺激の強さにより滴数を調節する。
D 長時間行うほど身体にかかる負担は大きい。

67 種子を煎じた液を目につけると視界がはっきりするとされ利用されて きた植物から得られる精油を1つ選びなさい。

A　クラリセージ
B　フランキンセンス
C　ペパーミント
D　ローズマリー

68 ミカン科の植物から得られ、香料としてフレグランスや化粧品に配合され ている精油を1つ選びなさい。

A　ペパーミント
B　ブラックペッパー
C　レモングラス
D　ベルガモット

69 別名オオバナソケイと呼ばれるジャスミン（アブソリュート）精油の原料 植物の科名を1つ選びなさい。

A　バンレイシ科
B　モクセイ科
C　シソ科
D　バラ科

70 アロマテラピーを使用する際に注意すべき対象者の子どもについて、 誤ったものを1つ選びなさい。

A　3歳未満の子どもに成人と同様の量の精油を使用した。
B　3歳未満の子どもに芳香浴以外は行わないようにした。
C　3歳以上の子どもに成人の10分の1の量の精油を使用した。
D　子どもにアロマテラピーを使用した際、不快感があったため使用を中止した。

解答と解説は p.262 ～ p.266 へ。間違えた問題をしっかり確認し、理解を深めましょう。

解答用紙

	A	B	C	D		A	B	C	D		A	B	C	D
1	☐	☐	☐	☐	21	☐	☐	☐	☐	41	☐	☐	☐	☐
2	☐	☐	☐	☐	22	☐	☐	☐	☐	42	☐	☐	☐	☐
3	☐	☐	☐	☐	23	☐	☐	☐	☐	43	☐	☐	☐	☐
4	☐	☐	☐	☐	24	☐	☐	☐	☐	44	☐	☐	☐	☐
5	☐	☐	☐	☐	25	☐	☐	☐	☐	45	☐	☐	☐	☐
6	☐	☐	☐	☐	26	☐	☐	☐	☐	46	☐	☐	☐	☐
7	☐	☐	☐	☐	27	☐	☐	☐	☐	47	☐	☐	☐	☐
8	☐	☐	☐	☐	28	☐	☐	☐	☐	48	☐	☐	☐	☐
9	☐	☐	☐	☐	29	☐	☐	☐	☐	49	☐	☐	☐	☐
10	☐	☐	☐	☐	30	☐	☐	☐	☐	50	☐	☐	☐	☐
11	☐	☐	☐	☐	31	☐	☐	☐	☐	51	☐	☐	☐	☐
12	☐	☐	☐	☐	32	☐	☐	☐	☐	52	☐	☐	☐	☐
13	☐	☐	☐	☐	33	☐	☐	☐	☐	53	☐	☐	☐	☐
14	☐	☐	☐	☐	34	☐	☐	☐	☐	54	☐	☐	☐	☐
15	☐	☐	☐	☐	35	☐	☐	☐	☐	55	☐	☐	☐	☐
16	☐	☐	☐	☐	36	☐	☐	☐	☐					
17	☐	☐	☐	☐	37	☐	☐	☐	☐					
18	☐	☐	☐	☐	38	☐	☐	☐	☐					
19	☐	☐	☐	☐	39	☐	☐	☐	☐					
20	☐	☐	☐	☐	40	☐	☐	☐	☐					

＊コピーして、使用してください。

記入方法
1. 鉛筆で枠内をしっかり塗りつぶしてください。
2. 訂正はプラスチック製の消しゴムで丁寧に消しましょう。

良い例	悪い例

	A	B	C	D		A	B	C	D		A	B	C	D
1	☐	☐	☐	☐	21	☐	☐	☐	☐	41	☐	☐	☐	☐
2	☐	☐	☐	☐	22	☐	☐	☐	☐	42	☐	☐	☐	☐
3	☐	☐	☐	☐	23	☐	☐	☐	☐	43	☐	☐	☐	☐
4	☐	☐	☐	☐	24	☐	☐	☐	☐	44	☐	☐	☐	☐
5	☐	☐	☐	☐	25	☐	☐	☐	☐	45	☐	☐	☐	☐
6	☐	☐	☐	☐	26	☐	☐	☐	☐	46	☐	☐	☐	☐
7	☐	☐	☐	☐	27	☐	☐	☐	☐	47	☐	☐	☐	☐
8	☐	☐	☐	☐	28	☐	☐	☐	☐	48	☐	☐	☐	☐
9	☐	☐	☐	☐	29	☐	☐	☐	☐	49	☐	☐	☐	☐
10	☐	☐	☐	☐	30	☐	☐	☐	☐	50	☐	☐	☐	☐
11	☐	☐	☐	☐	31	☐	☐	☐	☐	51	☐	☐	☐	☐
12	☐	☐	☐	☐	32	☐	☐	☐	☐	52	☐	☐	☐	☐
13	☐	☐	☐	☐	33	☐	☐	☐	☐	53	☐	☐	☐	☐
14	☐	☐	☐	☐	34	☐	☐	☐	☐	54	☐	☐	☐	☐
15	☐	☐	☐	☐	35	☐	☐	☐	☐	55	☐	☐	☐	☐
16	☐	☐	☐	☐	36	☐	☐	☐	☐					
17	☐	☐	☐	☐	37	☐	☐	☐	☐					
18	☐	☐	☐	☐	38	☐	☐	☐	☐					
19	☐	☐	☐	☐	39	☐	☐	☐	☐					
20	☐	☐	☐	☐	40	☐	☐	☐	☐					

＊コピーして、使用してください。

解答用紙

	A	B	C	D		A	B	C	D		A	B	C	D
1	☐	☐	☐	☐	21	☐	☐	☐	☐	41	☐	☐	☐	☐
2	☐	☐	☐	☐	22	☐	☐	☐	☐	42	☐	☐	☐	☐
3	☐	☐	☐	☐	23	☐	☐	☐	☐	43	☐	☐	☐	☐
4	☐	☐	☐	☐	24	☐	☐	☐	☐	44	☐	☐	☐	☐
5	☐	☐	☐	☐	25	☐	☐	☐	☐	45	☐	☐	☐	☐
6	☐	☐	☐	☐	26	☐	☐	☐	☐	46	☐	☐	☐	☐
7	☐	☐	☐	☐	27	☐	☐	☐	☐	47	☐	☐	☐	☐
8	☐	☐	☐	☐	28	☐	☐	☐	☐	48	☐	☐	☐	☐
9	☐	☐	☐	☐	29	☐	☐	☐	☐	49	☐	☐	☐	☐
10	☐	☐	☐	☐	30	☐	☐	☐	☐	50	☐	☐	☐	☐
11	☐	☐	☐	☐	31	☐	☐	☐	☐	51	☐	☐	☐	☐
12	☐	☐	☐	☐	32	☐	☐	☐	☐	52	☐	☐	☐	☐
13	☐	☐	☐	☐	33	☐	☐	☐	☐	53	☐	☐	☐	☐
14	☐	☐	☐	☐	34	☐	☐	☐	☐	54	☐	☐	☐	☐
15	☐	☐	☐	☐	35	☐	☐	☐	☐	55	☐	☐	☐	☐
16	☐	☐	☐	☐	36	☐	☐	☐	☐					
17	☐	☐	☐	☐	37	☐	☐	☐	☐					
18	☐	☐	☐	☐	38	☐	☐	☐	☐					
19	☐	☐	☐	☐	39	☐	☐	☐	☐					
20	☐	☐	☐	☐	40	☐	☐	☐	☐					

＊コピーして、使用してください。

	A	B	C	D		A	B	C	D		A	B	C	D
1	☐	☐	☐	☐	25	☐	☐	☐	☐	49	☐	☐	☐	☐
2	☐	☐	☐	☐	26	☐	☐	☐	☐	50	☐	☐	☐	☐
3	☐	☐	☐	☐	27	☐	☐	☐	☐	51	☐	☐	☐	☐
4	☐	☐	☐	☐	28	☐	☐	☐	☐	52	☐	☐	☐	☐
5	☐	☐	☐	☐	29	☐	☐	☐	☐	53	☐	☐	☐	☐
6	☐	☐	☐	☐	30	☐	☐	☐	☐	54	☐	☐	☐	☐
7	☐	☐	☐	☐	31	☐	☐	☐	☐	55	☐	☐	☐	☐
8	☐	☐	☐	☐	32	☐	☐	☐	☐	56	☐	☐	☐	☐
9	☐	☐	☐	☐	33	☐	☐	☐	☐	57	☐	☐	☐	☐
10	☐	☐	☐	☐	34	☐	☐	☐	☐	58	☐	☐	☐	☐
11	☐	☐	☐	☐	35	☐	☐	☐	☐	59	☐	☐	☐	☐
12	☐	☐	☐	☐	36	☐	☐	☐	☐	60	☐	☐	☐	☐
13	☐	☐	☐	☐	37	☐	☐	☐	☐	61	☐	☐	☐	☐
14	☐	☐	☐	☐	38	☐	☐	☐	☐	62	☐	☐	☐	☐
15	☐	☐	☐	☐	39	☐	☐	☐	☐	63	☐	☐	☐	☐
16	☐	☐	☐	☐	40	☐	☐	☐	☐	64	☐	☐	☐	☐
17	☐	☐	☐	☐	41	☐	☐	☐	☐	65	☐	☐	☐	☐
18	☐	☐	☐	☐	42	☐	☐	☐	☐	66	☐	☐	☐	☐
19	☐	☐	☐	☐	43	☐	☐	☐	☐	67	☐	☐	☐	☐
20	☐	☐	☐	☐	44	☐	☐	☐	☐	68	☐	☐	☐	☐
21	☐	☐	☐	☐	45	☐	☐	☐	☐	69	☐	☐	☐	☐
22	☐	☐	☐	☐	46	☐	☐	☐	☐	70	☐	☐	☐	☐
23	☐	☐	☐	☐	47	☐	☐	☐	☐					
24	☐	☐	☐	☐	48	☐	☐	☐	☐					

＊コピーして、使用してください。

解答用紙

	A	B	C	D		A	B	C	D		A	B	C	D
1	□	□	□	□	25	□	□	□	□	49	□	□	□	□
2	□	□	□	□	26	□	□	□	□	50	□	□	□	□
3	□	□	□	□	27	□	□	□	□	51	□	□	□	□
4	□	□	□	□	28	□	□	□	□	52	□	□	□	□
5	□	□	□	□	29	□	□	□	□	53	□	□	□	□
6	□	□	□	□	30	□	□	□	□	54	□	□	□	□
7	□	□	□	□	31	□	□	□	□	55	□	□	□	□
8	□	□	□	□	32	□	□	□	□	56	□	□	□	□
9	□	□	□	□	33	□	□	□	□	57	□	□	□	□
10	□	□	□	□	34	□	□	□	□	58	□	□	□	□
11	□	□	□	□	35	□	□	□	□	59	□	□	□	□
12	□	□	□	□	36	□	□	□	□	60	□	□	□	□
13	□	□	□	□	37	□	□	□	□	61	□	□	□	□
14	□	□	□	□	38	□	□	□	□	62	□	□	□	□
15	□	□	□	□	39	□	□	□	□	63	□	□	□	□
16	□	□	□	□	40	□	□	□	□	64	□	□	□	□
17	□	□	□	□	41	□	□	□	□	65	□	□	□	□
18	□	□	□	□	42	□	□	□	□	66	□	□	□	□
19	□	□	□	□	43	□	□	□	□	67	□	□	□	□
20	□	□	□	□	44	□	□	□	□	68	□	□	□	□
21	□	□	□	□	45	□	□	□	□	69	□	□	□	□
22	□	□	□	□	46	□	□	□	□	70	□	□	□	□
23	□	□	□	□	47	□	□	□	□					
24	□	□	□	□	48	□	□	□	□					

＊コピーして、使用してください。

	A	B	C	D		A	B	C	D		A	B	C	D
1	☐	☐	☐	☐	25	☐	☐	☐	☐	49	☐	☐	☐	☐
2	☐	☐	☐	☐	26	☐	☐	☐	☐	50	☐	☐	☐	☐
3	☐	☐	☐	☐	27	☐	☐	☐	☐	51	☐	☐	☐	☐
4	☐	☐	☐	☐	28	☐	☐	☐	☐	52	☐	☐	☐	☐
5	☐	☐	☐	☐	29	☐	☐	☐	☐	53	☐	☐	☐	☐
6	☐	☐	☐	☐	30	☐	☐	☐	☐	54	☐	☐	☐	☐
7	☐	☐	☐	☐	31	☐	☐	☐	☐	55	☐	☐	☐	☐
8	☐	☐	☐	☐	32	☐	☐	☐	☐	56	☐	☐	☐	☐
9	☐	☐	☐	☐	33	☐	☐	☐	☐	57	☐	☐	☐	☐
10	☐	☐	☐	☐	34	☐	☐	☐	☐	58	☐	☐	☐	☐
11	☐	☐	☐	☐	35	☐	☐	☐	☐	59	☐	☐	☐	☐
12	☐	☐	☐	☐	36	☐	☐	☐	☐	60	☐	☐	☐	☐
13	☐	☐	☐	☐	37	☐	☐	☐	☐	61	☐	☐	☐	☐
14	☐	☐	☐	☐	38	☐	☐	☐	☐	62	☐	☐	☐	☐
15	☐	☐	☐	☐	39	☐	☐	☐	☐	63	☐	☐	☐	☐
16	☐	☐	☐	☐	40	☐	☐	☐	☐	64	☐	☐	☐	☐
17	☐	☐	☐	☐	41	☐	☐	☐	☐	65	☐	☐	☐	☐
18	☐	☐	☐	☐	42	☐	☐	☐	☐	66	☐	☐	☐	☐
19	☐	☐	☐	☐	43	☐	☐	☐	☐	67	☐	☐	☐	☐
20	☐	☐	☐	☐	44	☐	☐	☐	☐	68	☐	☐	☐	☐
21	☐	☐	☐	☐	45	☐	☐	☐	☐	69	☐	☐	☐	☐
22	☐	☐	☐	☐	46	☐	☐	☐	☐	70	☐	☐	☐	☐
23	☐	☐	☐	☐	47	☐	☐	☐	☐					
24	☐	☐	☐	☐	48	☐	☐	☐	☐					

＊コピーして、使用してください。

1. B
精油は油に溶けやすく、水に溶けにくい性質（親油性・脂溶性）である。

2. C
原液のままでは刺激が強いため、必ず希釈して（薄めて）使用する。

3. B
3歳未満の幼児は、芳香浴以外は行わないようにする。

4. B
Aはホホバ油、Cはスイートアーモンド油、Dはマカデミアナッツ油の特徴。

5. C
吸着、収れん作用があり、皮脂や汚れをオフし、毛穴のひきしめに効果的なのはクレイの特徴。

6. C
芳香浴法は、精油を拡散し、香りを楽しむことによって、心と身体のバランスを整える方法。

7. B
同じ香りの中にいると香りを感じにくくなるため、部屋の換気をしながら行う。

8. A
芳香浴法を行う際は、同じ香りの中にいると香りを感じにくくなるので、適度に部屋の換気をする。

9. D
沐浴法は、入浴時に精油を使って香りを楽しむ方法。お年寄りや既往症のある方は、42℃以上の湯温で全身浴法を行うと身体の負担が増すため、注意する。

10. A
AEAJの精油の使用量に関するガイドラインでは、一般の家庭用風呂における全身浴法に使用する精油は1〜5滴とされている。

11. A
手浴法は深めの洗面器などに湯を張り、精油を1〜3滴入れてよくかき混ぜ、両手首まで湯に浸す。

12. A
半身浴法は、みぞおちまで湯に浸かる入浴法。心臓などの循環器系への負担が少なく、長時間の入浴が可能なため、全身をしっかり温めるのに効果的。精油は1〜3滴使用。

13. A
蒸気吸入法は耐熱容器（マグカップ、ボウル、洗面器など）を使って、精油成分を鼻や口から吸入し、呼吸器系の不調を緩和する方法。精油成分が目を刺激することがあるので、必ず目を閉じて行う。

14. C

精油や、精油を用いて製作したものを使用する場合には、火気に注意する。AEAJでは精油の飲用はすすめていない。また、3歳未満の幼児には、芳香浴法以外はすすめていない。原液は直接皮膚につけず、皮膚についた際は、すぐに清潔な大量の水で洗い流す。

15. C

精油は遮光性のガラス容器に入れ、直射日光や湿気を避けた冷暗所に保管する。

16. C

スイートオレンジは圧搾法により得られる。ラベンダー、フランキンセンス、ローズオットーは水蒸気蒸留により得られる。

17. A

スイートオレンジはミカン科。果皮から圧搾法によって精油が抽出される。

18. B

フランキンセンス精油はカンラン科の植物の樹脂から得られる。

19. A

ゼラニウムはフウロソウ科の多年草で、水蒸気蒸留法によって葉から精油が抽出される。ローズオキサイドという成分を含み、力強いローズのような香りがする。

20. D

ティートリーはフトモモ科で、水蒸気蒸留法によって葉から精油が抽出される。ほかにはユーカリもフトモモ科に属する。

21. B

ペパーミントはシソ科の多年草。水蒸気蒸留法によって葉から精油が抽出される。ラベンダーやローズマリーなどもシソ科に属するので、あわせて覚えておこう。

22. A

ユーカリはフトモモ科で、水蒸気蒸留法によって葉から精油が抽出される。清涼感のある香りで、化粧品や食品の香料として使用されている。皮膚刺激がある成分が含まれるため、希釈濃度などに注意する。

23. C

ラベンダーはシソ科。品種改良が盛んに行われ、多くの品種がある。花から水蒸気蒸留法によって精油が抽出される。学名はラテン語の「Lavo（洗う）」などに由来するといわれる。

24. A

レモンとスイートオレンジはミカン科。ティートリーはフトモモ科、ローズオットーはバラ科。ゼラニウムはフウロソウ科。

25. A

ローズマリーの主な原産地はスペイン。葉から水蒸気蒸留法によって精油が抽出される。聖母マリアのエピソードは有名なので、学名が「海のしずく」を意味することとともに覚えておこう。

26. A

フランキンセンスはカンラン科。そのほかの3つはシソ科。

27. C

精油は揮発性有機化合物が集まってできた天然物質で、時間とともに成分が変化する。天然だからといって、絶対に安全ではない。また、芳香物質は植物の特定の細胞で作られ、その細胞の近くに蓄えられる。

28. D

植物は、自分を摂食する昆虫などの生物を遠ざけるために芳香物質を分泌する。

29. A

水蒸気蒸留法は、原料の植物を蒸留釜に入れて加熱し、芳香成分を含んだ水蒸気を冷却して精油を得る方法。多くの精油がこの方法で作られる。柑橘類の果皮から精油を得るのには、圧搾法が使われる。

30. C

圧搾法は熱を加えずに圧搾をするため、自然のままの香りや色が得られるが、精油は不純物が混入しやすく、また、変化しやすい成分が多く含まれるため劣化しやすい。芳香蒸留水が得られるのは、水蒸気蒸留法。

31. B

精油の製造法は複数あるが、芳香蒸留水は水蒸気蒸留法でのみ得られる。ゼラニウム精油とラベンダー精油を製造するのも、水蒸気蒸留法。

32. A

精油には直接鼻をつけず、近づきすぎないようにする。体調に合わせて、香りを嗅ぐ時間が長くなりすぎないよう注意し、精油が一度に何滴も出たり、周囲に飛び散ったりするので、ビンは振らない。

33. B

抗真菌作用は、カビや酵母など真菌の増殖を防ぐ作用で、殺す作用ではない。Cは殺菌作用、Dは抗ウイルス作用。

34. D

Aは抗ウイルス作用、Bは消化促進・食欲増進作用、Cは利尿作用の特徴。

35. A

Bは保湿作用、Cはホルモン調整作用、Dは虫よけ作用の特徴。

36. C

精油は植物の二次代謝産物である。精油は植物全体に均一に含まれるわけではなく、特定の細胞で作られ、それぞれの部位に蓄えられる。自然のものだから絶対に安全という思い込みはNG。

37. C

自分にとって心地よい香りを選ぶことが大切。

38. C

超臨界流体抽出法は、1970年頃から登場した主に二酸化炭素などの液化ガスを溶剤として用いる方法。植物そのものに近い香りが得られるが、高価な装置が必要なため精油の抽出法としてはあまり一般的ではない。

39. D

Aは葉、Bは根、Cは樹脂の役割。

40. B

圧搾法で抽出した精油は光毒性をもつものが多いので注意する。

41. C
水蒸気蒸留法を行った際に、水蒸気が冷やされると水と精油の2層に分離し、上層部（または下層部）に精油、残った水の中に香り成分が微量に含まれる芳香蒸留水が得られる。

42. A
精油プロフィールの原料植物の別名はきちんと覚えておこう。

43. C
ローズマリーは別名マンネンロウと呼ばれるシソ科の植物。

44. D
フランキンセンス精油は別名ニュウコウノキと呼ばれるカンラン科の植物。

45. B
ペパーミントは別名セイヨウハッカと呼ばれるシソ科の植物。

46. A
ローズオットーは別名ロサ・ダマスケナと呼ばれるバラ科の植物。

47. C
「アロマ環境」とは自然の香りある豊かな環境のことであり、人工的な公園も含まれる。

48. C
ティートリー、ユーカリはフトモモ科、ラベンダーはシソ科、レモンはミカン科、フランキンセンスはカンラン科。

49. C
ペパーミントの学名の種小名「*piperita*」はコショウのようなという意味をもつ。

50. A
油脂吸着法は、ローズ（アブソリュート）やジャスミン（アブソリュート）などの花の香りを得るための伝統的な抽出法。アンフルラージュ（冷浸法）とマセレーション（温浸法）の2つの方法がある。

51. B
A、Dは水性の基材。Cの重曹は無臭・白色の粉末。

52. C
ホホバ油は植物ロウで植物油、シアーバターはシアーバターノキの実から採れるバター状の油脂、クレイはパックなどに用いられる粘土。

53. B
いずれもAEAJの取り組みだが、Bは環境省の主催で、AEAJは共催という形で参加している。

54. B
ミツロウはクリームの基材に適している。

55. C
精油の種類によっては刺激を強く感じる場合がある。刺激を感じたら使用を中止する。

1. C
アロマテラピーに使用する精油は植物の香り成分を凝縮した天然のものを使用する。

2. C
Aは圧搾法、Bは水蒸気蒸留法、Dは揮発性有機溶剤抽出法の特徴。

3. C
ローズ（アブソリュート）の原料植物はキャベジローズ。

4. C
揮発性有機溶剤抽出法の工程で得られるコンクリートに、エタノールを加え、香り成分とワックスを分離し、最終的にエタノールを取り除いて完成したものをアブソリュートと呼ぶ。

5. A
3歳未満の幼児には芳香浴以外は行わないようにする。3歳以上の子どもでも、大人の使用料の10分の1程度から始め、多くても2分の1程度にとどめ、十分注意を払って使用する。また動物は人間と身体の作りが異なるので安易にペットに使用しない。

6. D
AEAJでは、精油の原液を直接皮膚につけることはすすめていない。

7. B
精油はエタノールによく溶けるため、あらかじめ精油とエタノールを混ぜてから水を入れると精油と水がなじみやすくなる。ミツロウはクリームなどを、クレイはパックなどを、天然塩はバスソルトなどを作るのに適している。

8. C
全身浴法で使用する精油の滴数は1〜5滴。長時間の沐浴は身体に負担がかかる場合もあるので、体調に合わせて行う。また、精油は水に溶けないため、湯によく混ぜる。精油を天然塩や植物油に混ぜて使用してもよい。

9. A
入浴はリラクセーション効果、温熱効果などをもち、精油の効果が加わることで、相乗効果が期待できる。

10. B
足浴法をはじめとする部分浴法は、身体の一部分を温めることにより、身体に負担をかけずに血行をよくして、全身を温めることができる。

11. C
半身浴法は心臓などの循環器系への負担が少なく、長時間の沐浴ができるため、全身をしっかり温めるのに効果的。部分浴法は、体調がすぐれず入浴できない時や、時間がない時でも手軽に行える。

12. D
半身浴法は、みぞおちまで湯に浸かる入浴法。冷えを感じる時は、上半身を濡らさずに、肩に乾いたタオルをかけて保温するとよい。

13. B
吸入法は精油成分を鼻や口から吸入し、呼吸器系の不調を緩和するもの。Aは芳香浴法、Cは沐浴法。また、吸入法は精油成分が刺激になるので、必ず目を閉じて行う。

14. A
精油を保管する時には、キャップをしっかり閉め、直射日光と湿気を避けた冷暗所に保管する。また、誤飲などを防ぐため、子どもやペットの手の届かない場所に保管する。

15. C
精油に含まれる成分には、皮膚に塗布した状態で日光などの強い紫外線に当たることで炎症を起こすものがあり、これを光毒性という。

16. B
AEAJでは、3歳未満の幼児には芳香浴法以外はすすめていない。3歳以上の子どもでも、大人の使用量の10分の1程度から始めて、多くても2分の1程度を限度とし、使用には十分注意する。

17. C
精油の原料植物の科名は必ず覚えておこう。

18. A
レモンやグレープフルーツ、ベルガモットは光毒性に注意が必要。

19. A
ゼラニウムはフウロソウ科の多年草。検定に出題される精油の中で、原料植物がフウロソウ科なのはゼラニウムだけ。

20. C
ユーカリ、ティートリーはフトモモ科。フランキンセンスはカンラン科、ローズマリーやペパーミントはシソ科。

21. D
検定対象精油では、水蒸気蒸留法によって製造される精油が一番多いので、ほかの精油もしっかり覚えておこう。

22. C
ローズ（アブソリュート）は揮発性有機溶剤抽出法、ゼラニウムとラベンダーは水蒸気蒸留法により得られる。

23. D
フランキンセンスはカンラン科、ゼラニウムはフウロソウ科。Aはミカン科、Bはシソ科、Cはフトモモ科の植物。

24. A
ローズマリーは、聖母マリアの伝説から「マリアのバラ（Rose of Mary）」と呼ばれるようになった。

25. B
精油は植物全体ではなく、特定の細胞で作られ、その細胞近くに蓄えられる。植物によって精油を蓄える部位はさまざまであるため、精油の抽出部位も植物ごとに異なる。

26. B
誘引効果とは、植物が昆虫などの生物を引き寄せて受粉したり、種子を遠くへ運んでもらう効果をいう。

27. D
芳香物質によって昆虫などの生物を遠ざけ、摂食されることを防ぐ効果を忌避効果という。

28. D
水蒸気蒸留法は原料の植物を蒸留釜で熱して、一度芳香物質を気化させ、冷却管で冷やして液化させ、精油を得る方法。

29. D
柑橘類の果皮から精油を得る時には、主に圧搾法が使用される。検定対象の精油では、スイートオレンジ、レモン、グレープフルーツ、ベルガモット。

30. B
水蒸気蒸留法は、原料植物を蒸留釜に入れ、芳香物質を気化させて精油を得る。芳香成分を含んだ水蒸気は冷却管を通って液化し、水と精油が2層に分かれ抽出されるよく用いられる抽出法である。

31. D
精油は複数の成分で構成され、いろいろな作用をもたらす。

32. D
希釈した精油であっても飲用してはいけない。

33. D
Aは抗ウイルス作用、Bは収れん作用、Cはホルモン調節作用。

34. A
Bは抗菌作用、Cはホルモン調節作用、Dは鎮痛作用。

35. C
検定対象の精油でケモタイプがみられるのは、ローズマリー精油のみ。

36. D
精油の中にはプラスチックを溶かすものや、材質を劣化させるものがあるため、保存容器はガラス製のものを選ぶ。

37. C
精油の使用量は、精油の香りの強さを目安に加減する。

38. C
精油は、エタノールに溶かしてから水性の基材を加え、さらによく混ぜる。

39. C
精油は水には溶けないため、湯によく混ぜる。長時間の沐浴は身体に負担をかける。入浴にはリラクセーション効果などもある。

40. C
Aは重曹、Bは芳香蒸留水、Dはグリセリン。

41. B
A はスイートアーモンド油、C、D はホホバ油。

42. D
A は保湿成分として化粧水やクリームなど、B はローションの基材などに、C はパック・クリーム・入浴剤などを作るのに適している。

43. D
グリセリンはローションなどの基材として用いられる。

44. C
重曹は無臭で弱アルカリ性の性質をもち、酸性の汚れを中和する。脱臭剤、研磨剤、洗剤などに使用される。入浴剤の基材としても用いられ、皮膚をなめらかにし、湯あたりをやわらげる。

45. A
水が含まれる製作物の保存期間は、およそ 1〜2 週間。植物油などが中心のオイルやクリームは 1 か月程度。また、高温多湿を避け、冷暗所（夏場は冷蔵庫）に保管し、早めに使い切る。

46. B
砂漠に生育するホホバ科（シムモンドシア科）の植物ホホバの種子から採れ、植物ロウ（植物性ワックス）に分類される。保湿効果が高く、低温で固まるが、常温で元に戻る性質をもつ。

47. B
A は芳香浴法に、C は芳香浴法や吸入法に、D はパックやクリームを取り出すのに適している。

48. D
精油の量：40ml × 0.01（1%）= 0.4ml
精油の滴数：0.4ml ÷ 0.05ml（1滴）= 8滴

49. B
精油の量：2滴 × 0.05ml（1滴）= 0.1ml
植物油の量：0.1ml ÷ 0.005（0.5%）= 20ml

50. D
フランキンセンス精油は別名オリバナム、乳香と呼ばれるカンラン科の植物。

51. A
皮膚刺激がある成分が含まれるため、皮膚に使用する場合は希釈濃度などに注意する。

52. C
ゼラニウムはフウロソウ科、フランキンセンスはカンラン科、レモンはミカン科。

53. C
アロマ環境で楽しまれる精油は植物の恵みであり、植物は地球環境で進化を遂げてきた。精油の香りを室内で楽しむことも、アロマ環境に含めている。

54. D
ティートリーはアボリジニの間でお茶として飲まれ、治療薬としても使用されていた。

55. D
ペパーミントはミント特有の清涼感のある l-メントールの成分を含み、食品や医薬品にも用いられる。

1. B
フレッシュでフローラル感のある香りが特徴のラベンダー精油は香料やスキンケアなどにも幅広く用いられる。

2. C
精油の原料植物の科名も忘れずに覚えておこう。

3. A
揮発性有機溶剤抽出法により得られるのは、ローズ（アブソリュート）、ジャスミン（アブソリュート）、ベンゾイン（レジノイド）精油がある。

4. B
フランキンセンス精油は、カンラン科の植物の樹脂から水蒸気蒸留法により得られる。精油は別名でオリバナム、乳香とも呼ばれる。別名がマンネンロウと呼ばれるのはローズマリー精油。

5. A
スイートオレンジはミカン科。果皮から圧搾法によって精油が抽出される。ローズ調のグリーン感のあるフローラルな香りがするのはゼラニウム。

6. B
レモン精油はミカン科の植物の果皮から圧搾法により得られる。本格的にヨーロッパへ広まったのは12世紀で、十字軍の兵士が持ち帰ったのがきっかけといわれている。

7. C
ローズマリーやゼラニウム、ティートリー精油などは、葉が主な抽出部位。

8. C
オレイン酸が70％以上含まれるのはオリーブ油。

9. D
AEAJが定義するアロマテラピーの目的は以下の通り。
・心と身体のリラックスやリフレッシュを促す。
・心と身体の健康を保ち、豊かな毎日を過ごす。
・心と身体のバランスを整え、本来の美しさを引き出す。

10. C
受粉のため、種子を遠くに運ぶために、昆虫などの生物を引き寄せる効果を誘引効果という。

11. A
Bは消化促進・食欲増進作用、Cは鎮痛作用、Dは収れん作用の特徴。

12. B
水蒸気蒸留法を用いる精油はティートリーのほか、ラベンダーやフランキンセンスなどたくさんあるので覚えておこう。

13. B
オレンジ・ポマンダーの原料植物はミカン科のスイートオレンジ。フランキンセンスはカンラン科、ゼラニウムはフウロソウ科、ラベンダーはシソ科。

14. B
葉は光合成によって植物に必要な栄養を作り出すとともに、人間や動物に必要な酸素を生み出す。

15. B
ローズオットー精油は低温で固まる性質がある。

16. D
レモン精油、スイートオレンジ精油は果皮、ラベンダー精油は花から得られる。

17. D
シソ科の植物から得られ、清涼感のある香りをもつ精油はペパーミント。ローズオットーはバラ科、ゼラニウムはフウロソウ科、ユーカリはフトモモ科。

18. C
聖母マリアがローズマリーの木に青いマントをかけたところ、白い花が青く変わったといわれていることから「マリアのバラ」と呼ばれるようになった。

19. A
水蒸気蒸留法を用いる精油はユーカリ、ティートリー、ゼラニウム、フランキンセンスなどたくさんあるので覚えておこう。

20. A
樹脂から抽出される精油は個性的な香りのものが多い。果実からはさわやかな、葉からはすっきりとした、花からは華やかな香りの精油が採れることが多い。

21. B
Aは圧搾法、Cは超臨界流体抽出法、Dは揮発性有機溶剤抽出法の特徴。

22. B
精油を滴下する際は、ビンは振らずにゆっくり傾ける。強い香りは粘膜を刺激することがあるので、気をつけて行う。鼻や顔などの皮膚に精油がつかないようにする。

23. C
AEAJでは、精油を飲むことやうがいに使用することをすすめていない。

24. A
レモンは精油成分に光毒性をもつフロクマリン類が含まれている。

25. C
精油の保存期間は開封後1年以内が目安とされている。柑橘系など精油の成分によっては変化が起きやすいので使用時に必ず香りを確かめる。

26. B
使い終わった用具は中性洗剤でよく洗い、乾燥させて保管する。

27. B
オリーブ油は植物油、ミツロウは動物ロウ、クレイは粘土。

28. A
シアーバターはアカテツ科のシアーバターノキの実から採れるバター状の油脂。

29. B
精製水は直射日光の当たらない冷暗所に保管し、使用期限内であっても開封後は早めに使い切る。A はエタノール、C は芳香蒸留水、D はグリセリン。

30. C
クレイは吸着、収れん作用などがあり、皮脂や汗、汚れなどを取り除く。パックなどの基材として利用する。

31. B
学名の「*Lavandula*」はラテン語の「lavo（洗う）」や「lividus（青みがかった鉛色）」に由来するといわれている。

32. C
レモン精油は果皮から圧搾法により得られる。

33. D
ユーカリ精油はフトモモ科の植物の葉から水蒸気蒸留法により得られる。

34. B
ローズ（アブソリュート）精油は別名キャベジローズと呼ばれるバラ科の原料植物から揮発性有機溶剤抽出法で得られる。アブソリュートとは揮発性有機溶剤抽出法で最終的に得られたものをいう。

35. C
ローズマリー精油はシソ科の植物の葉から水蒸気蒸留法で得られる。学名の「*Rosmarinus*」は、ラテン語で「海のしずく」を意味する。

36. B
フランキンセンスは樹脂そのものの香りは弱く、香としてたくと独特の強い香りを発する。

37. C
ティートリー精油はフトモモ科の植物の葉から水蒸気蒸留法により得られる。

38. C
ローズオットー精油はバラ科の植物の花から水蒸気蒸留法で得られる。A、D はフランキンセンス精油。花が抽出部位の精油はローズオットー、ラベンダー、ローズ（アブソリュート）など。

39. D
ゼラニウムはフウロソウ科の植物の葉より水蒸気蒸留法により得られる。ややローズ調のグリーン感のあるフローラルな香りが特徴。

40. A
揮発性有機溶剤抽出法により得られるのはローズ（アブソリュート）、ジャスミン（アブソリュート）、ベンゾイン（レジノイド）。

41. B
手浴法では、精油を入れたらかき混ぜて、両手を開いて手首まで浸す。柑橘系やスパイス系の精油は皮膚刺激を感じることがあるため、使用滴数を少なめにする。お湯をつぎ足す時は、いったん洗面器から手を出し、湯温を調節してから再度行うようにする。

42. C
フェイシャルスチームで熱く感じる時は、タオルを開閉して温度や蒸気の量を調整する。長時間の使用は注意。目を閉じて行う。

43. B
精油の量：30ml × 0.01（1%）= 0.3ml
精油の滴数：0.3ml ÷ 0.05ml（1滴）= 6滴

44. C
エタノール、グリセリンは水性基材、スイートアーモンド油は植物油、ハチミツはそのほかの基材に分類。

45. D
精油の量：4滴 × 0.05ml（1滴）= 0.2ml
植物油の量：0.2ml ÷ 0.005（0.5%）= 40ml

46. B
炭酸水素ナトリウムと呼ばれるのは重曹。

47. B
精油は植物全体に均一に含まれるわけではなく、特定の細胞で作られ、それぞれの部位に蓄えられる。精油は植物の二次代謝産物である。精油は製造した時から成分の変化が始まっている。

48. A
全身浴で使う精油の滴数は1〜5滴程度。浴槽のお湯に入浴剤を入れ、全体をよくかき混ぜてから入浴する。皮膚に刺激を感じた場合はすぐに洗い流す。長時間の入浴は身体に負担がかかることがあるので、体調に合わせて入浴する。

49. C
重曹は炭酸水素ナトリウム、重炭酸ナトリウムとも呼ばれる、弱アルカリ性の無臭・白色の粉末。

50. A
ラベンダーはシソ科の原料植物より水蒸気蒸留法により得られる。主な抽出部位は花である。原料植物の別名はトゥルーラベンダー。

51. A
冷たい水に浸したものは冷湿布で炎症や腫れを抑えるのに効果的とされ、一般的に肩こりが気になる時は温湿布が効果的とされている。やけどに注意して行い、刺激を感じたら使用を中止する。

52. C
アロマテラピーの利用法で炎症や腫れを抑えるのに適しているのは冷湿布。

53. B
精油の量：20ml × 0.01（1%）= 0.2ml
精油の滴数：0.2ml ÷ 0.05ml（1滴）= 4滴

54. D
精油は紫外線や熱、温度で成分変化するため、フタを閉め、直射日光の当たらない冷暗所に保管する。保存期間は水が含まれるものは1〜2週間、植物油などが中心のトリートメントオイルやクリームなどは1か月程度が目安。

55. A
ゼラニウム精油はフウロソウ科の植物の葉から水蒸気蒸留法により得られる。Bはフランキンセンス。

1. C
C以外は揮発性有機溶剤抽出法で抽出される精油。

2. C
A、Dは花から得られ、Bは果実から得られる。

3. B
パチュリは原料植物の別名がパチョリとも呼ばれるシソ科の植物。

4. A
インドネシアのマルク諸島（モルッカ諸島）からフィリピンに伝えられた「イランイラン」はフィリピンの言葉で「花の中の花」の意味。

5. B
においが脳の各部へ伝わる経路のひとつとして、鼻の奥にある嗅上皮から嗅球、嗅皮質へ伝わり、記憶を司る海馬へ届く経路がある。

6. B
Aは圧搾法、Cは油脂吸着法、Dは超臨界流体抽出法の特徴。

7. C
スイートアーモンド油は種子を圧搾して得られる基材。

8. D
重曹は炭酸水素ナトリウム、重炭酸ナトリウムともいい、肌をなめらかに整え、お湯の感触をやわらかくする作用もある。

9. B
ヒルデガルトはドイツ植物学の基礎を築いた。

10. B
アロマテラピーはホルモンバランスを整えることに役立つ。

11. B
AEAJは、3歳未満の幼児には、芳香浴法以外はすすめていない。妊娠中の方がアロマトリートメントを受ける際は、医師や経験を積んだ専門家に相談する。

12. C
子どもが誤って精油を飲み込んだ場合は、吐かせずに、すぐに医師の診察を受ける。その際は、誤飲した精油ビンを持参すること。

13. D
芳香浴法は空気中に拡散した精油の香りを楽しむ方法。同じ香りの中にいると、香りを感じにくくなるため、適宜部屋の換気をすること。

14. B
カビや有害な菌が植物に発生するのを防ぐ効果を、抗真菌効果・抗菌効果という。

15. C
揮発性有機溶剤抽出法とは、溶剤釜に芳香植物を入れ、常温で溶剤に芳香成分を溶かし出す方法。

16. B
光毒性とは、精油成分の一部が日光などの強い紫外線に反応して、皮膚に炎症を起こすもの。ベルガモット、レモン、グレープフルーツは光毒性の注意が必要。

17. C
キッチンなど、火気を扱う場所で精油や精油を用いて製作したものを使用する場合は、注意が必要。

18. B
ホホバ油はホホバ科（シムモンドシア科）の植物ホホバの種子から採れる植物ロウ（植物性ワックス）で、低温で固まる性質をもつ。A は植物性油脂、C は動物ロウ（動物性ワックス）、D は油脂のグリセリドから採れる液体。

19. B
スイートアーモンド油は、バラ科の植物スイートアーモンドの種子から採れる植物性油脂。

20. D
A、B、C の精油の使用量のガイドラインは、1〜3 滴。

21. B
芳香蒸留水は、水蒸気蒸留法によって精油を製造する時に同時に得られ、植物の水溶性の芳香成分などがわずかに溶け込んでいる。

22. D
ミツロウは、ミツバチが巣を作る時に分泌する動物ロウ（動物性ワックス）。

23. A
クレイは粘土のことで、吸着、収れん作用などがあり、パックなどの基材として用いられる。

24. A
重曹は、炭酸水素ナトリウム・重炭酸ナトリウムのことで、入浴剤に使用すると、皮膚をなめらかにして湯あたりをやわらげる。トリートメントオイルは、植物油で精油を希釈するもの。発汗作用があるのは天然塩。

25. B
アロマテラピーにおけるエタノール（エチルアルコール）は、親油性の精油を水と混ぜる目的で使用する。保湿作用はない。

26. C
精油の量：10 滴 × 0.05 ml = 0.5ml
精油の濃度：0.5ml ÷ 50ml = 0.01（1 %）

27. D
精油を使用して皮膚に刺激を感じた場合は、すぐに洗い流す。B は半身浴法。C は大人が使用する時の精油の量。

28. A
湿布法に使用する時の精油の滴数は、1
～3滴。

29. C
フェイストリートメントの際の希釈濃度
は0.1～0.5％以下。希釈濃度は、精油
を使用する人の肌タイプや感受性、使用
時の体調などに応じて調節する。

30. A
精油は原液で直接皮膚につけることがで
きない。必ず植物油で希釈して用いるこ
と。希釈濃度は、使用部位に合うAEAJ
の規定で用いること。

31. D
保存容器は、洗浄後、煮沸消毒やアル
コール消毒などをして乾燥させる。

32. A
医薬品、医薬部外品、化粧品は販売など
が規制されるが、精油は雑品（雑貨）扱
いであるため規制されない。

33. C
医師以外による、病名の診断や治療と思
われるような行為は医師法により禁じら
れている。

34. A
検定範囲の精油の原料植物はシソ科に属
するものが一番多く、ラベンダーなど7
種類がある。ゼラニウムはフウロソウ科。

35. D
ジャーマンカモミール精油の抽出部位
は花。

36. B
キク科の植物から製造される精油は、
ジャーマンカモミールとローマンカモ
ミール。

37. C
クラリセージ精油の抽出部位は花。

38. C
サイプレスは、お茶としては一般に流通
していない。

39. C
原料植物のスイートマージョラムはシソ
科。

40. A
サンダルウッド精油の抽出部位は心材と
その周辺であり、水蒸気蒸留法で製造さ
れる。原料植物はビャクダン科である。

41. D
イランイラン精油は華やかで甘くフロー
ラルな強い香りが特徴で、酢酸ベンジル
という成分が含まれている。

42. B
ジャスミン（アブソリュート）はモクセ
イ科。検定対象精油の原料植物で、エゴ
ノキ科に属するのはベンゾイン（レジノ
イド）、キク科はジャーマンカモミール
とローマンカモミール、バンレイシ科は
イランイラン。

43. B
スイートマージョラム、ラベンダー、メ
リッサ、ペパーミントはシソ科の植物。
レモングラスはイネ科に属する。

44. D
パチュリはシソ科の多年草。ほかに検定範囲の精油の原料植物では、ラベンダー、クラリセージ、ローズマリーなど7種類がシソ科の植物なので、覚えておこう。

45. A
ベチバー精油の原料植物はイネ科の多年草。検定範囲の精油の中で、根から抽出されるのはベチバーだけ。

46. D
フランキンセンス精油の別名は乳香、オリバナム。カンラン科で、水蒸気蒸留法で抽出される。

47. D
ベルガモット精油は、果皮から精油を抽出する。原料植物はミカン科。

48. C
サイプレス精油は、葉から水蒸気蒸留法によって精油を抽出する。

49. D
ネロリ精油は、水蒸気蒸留法で花から精油を製造する。

50. B
メリッサは原料植物の別名がレモンバーム、セイヨウヤマハッカと呼ばれるシソ科の多年草で、葉から水蒸気蒸留法で精油を抽出する。

51. B
アブソリュートは花から揮発性有機溶剤抽出法で抽出されたもののこと。ローズオットーは水蒸気蒸留法で抽出される。

52. D
A、Cは古代の医学者、Bは現代の軍医。ヒルデガルトは中世にドイツで植物学の基礎を築いた。

53. C
C以外は古代ギリシャの哲学者テオフラストスのこと。

54. C
『薬物誌』を著したのは、ギリシャ人医学者、ディオスコリデス。

55. D
「オーデコロン」の言葉の由来はフランス語の「ケルンの水」であり近世〜近代のこと。

56. A
におい物質は鼻の嗅上皮にある嗅繊毛でキャッチされ、嗅細胞で電子信号に変換された後、脳の嗅球で整理され、各部位に送られる。

57. C
嗅繊毛は、鼻の嗅上皮の一部。精油成分は嗅繊毛から嗅細胞を通り、電気信号に変換されて脳へと伝わる。

58. C
海馬は記憶の処理に関わる部位。扁桃体は快・不快、恐怖などの情動をつかさどる部位。

59. D
精油成分は分子構造が小さく、親油性であるため、皮膚に浸透する。精油成分の種類によっては、浸透した皮膚内で保湿成分を補ったり、ひきしめたりする働きがある。

60. D
口から摂取した精油は、肝臓や腎臓に毒性を及ぼすおそれが高い。AEAJでは、精油を飲むこと、ほかの食品と摂取すること、精油のうがいはすすめていない。

61. B
ネロリ精油の原料植物はビターオレンジ。ミカン科の花から採る精油であるが、光毒性はない。

62. A
40℃を超える熱いお湯に入るのは避ける。38〜40℃くらいのお湯に入るとよい。

63. C
Dは女性ホルモンのひとつで誤り。

64. D
負の感情をそのままにしてはいけない。

65. B
過剰なストレスがかかるとホメオスタシスの維持が困難になり、身体のさまざまな機能バランスに悪影響を与える。

66. C
サンダルウッドは伐採、輸出に厳しい規制がかけられている。

67. A
大量伐採され絶滅の危機にひんしている動植物を絶滅危惧種としてレッドリストに指定している。

68. C
植物への理解を深めることで、環境への意識を高め、自然を思いやる行動のきっかけになる。

69. B
アロマ環境を壊さないように、守り育て楽しむ。

70. C
「公害対策基本法」は、公害や地球環境の破壊への対策であり、AEAJの取り組みではない。

1. B
クレイには汚れを吸着して皮脂を落とし、毛穴をひきしめる効果があるが、食欲を促進する効果はない。

2. A
水蒸気蒸留法を用いる精油はローズオットー、イランイランやクラリセージなど多数ある。

3. C
ミルラ精油は没薬、マーともいわれる。

4. B
A、C は葉から、D は根から抽出される。

5. A
ネロリ精油の原料植物はミカン科。

6. B
ジャーマンカモミールはカミツレとも呼ばれる。

7. A
ミルラ精油はメリッサやユーカリと同様、水蒸気蒸留法で得られる。

8. D
ベンゾイン（レジノイド）は安息香とも呼ばれ、バニラのような甘い香りがする。

9. C
精油の抽出部位は植物によって異なり、油脂ではなく、さまざまな芳香性をもつ成分で構成されている。

10. A
アロマテラピーは治療を目的にはできない。医師法に抵触するおそれがある。

11. D
精油は火や熱が移って燃え出す引火性があるため、注意する。皮膚についた精油は、すぐに清潔な大量の水で洗い流す。全身浴法に使用する精油は 5 滴以下。

12. D
光毒性があるのは、グレープフルーツ、ベルガモット、レモン精油。

13. C
手浴法は、精油を入れた湯に、両手首まで浸す方法。精油の使用量は 1 〜 3 滴。

14. A
足浴法の精油の滴数は 3 滴以下。足浴法をはじめとする部分浴法は、身体の一部分を温めることにより、身体に負担をかけずに血行をよくする。

15. D
精油を洗面器の水や熱めの湯に1〜3滴垂らし、それをタオルにしみ込ませ、身体の一部にあてる方法。タオルが冷めた（または温まった）頃を目安に取り外す。

16. D
精油を保存する容器はガラス製、さらには遮光性のものが理想的。プラスチック容器は、精油によっては溶けたり劣化したりする。

17. D
アルガン油も、スイートアーモンド油も種子から油を採る。オレイン酸を含有するのはオリーブ油。

18. B
芳香蒸留水は、水蒸気蒸留法で精油を製造する時に同時に得られる。

19. D
精油は、エタノールにはよく溶ける。そのためエタノールで精油を希釈してから水と混ぜると、比較的よく混ざり合う。

20. B
クレイには吸着、収れん作用がある。

21. D
基材とその用途の関係を覚えておこう。ミツロウはクリームなどの材料になる。

22. C
精油の量：4滴 × 0.05 ml = 0.2ml
植物油の量：0.2ml ÷ 0.01（1%）= 20ml

23. A
ミツロウはビーワックスともいわれ、動物ロウ（動物性ワックス）に分類される。パック、クリーム、入浴剤などの基材として用いられる。

24. D
事業者に実際の商品の価値を超えた品質や価格を表示させない。消費者を意図的に誘導する行為を制限、禁止する法律。

25. B
医師法、獣医師法により病名を診断したり診療、治療をしてはいけない。医薬品の許可を受けていない精油を薬のように処方することもできない。

26. A
テオフラストスは植物を科学的に分類することを試み、『植物誌』を著した。

27. B
植物の学名には、属名と種小名で構成される「二名法」が用いられているが、この分類体系の基本をカール・フォン・リンネが作った。

28. C
精油は直接皮膚につけられないため、必ず植物油で希釈する。ボディ用は1%以下、フェイス用は0.5%以下の濃度で精油を作成する。使用するのはトリートメントオイル。

29. A
ジャーマンカモミールは一・二年草、ローマンカモミールは多年草。B〜Dは共通。

30. B
クラリセージはシソ科の二年草で、精油は花から水蒸気蒸留法で抽出される。

31. B
グレープフルーツはミカン科。

32. A
ほかにヒノキ科に属する精油には、ジュニパーベリーがある。あわせて覚えておこう。

33. C
モクセイ科の植物は試験範囲ではジャスミン（アブソリュート）のみ。

34. B
パチュリ精油は、葉から水蒸気蒸留法で抽出される。

35. C
サンダルウッド精油は、心材とその周辺から抽出される。

36. A
ジャスミン（アブソリュート）はモクセイ科、揮発性有機溶剤抽出法で花から抽出される。

37. A
スイートマージョラムはシソ科。「マリアのバラ」はローズマリー精油。

38. B
ネロリ精油はビターオレンジの花から抽出され、スイートオレンジ精油、ベルガモット精油、グレープフルーツ精油と同様、ミカン科に属する。

39. B
ブラックペッパーはコショウ科で、精油は果実から水蒸気蒸留法で抽出される。

40. B
ベチバーはイネ科の多年草で、精油は水蒸気蒸留法で根から抽出される。

41. B
ベンゾイン（レジノイド）はエゴノキ科の高木で、精油は樹脂から揮発性有機溶剤抽出法で抽出される。

42. C
ミルラ精油は、樹脂から水蒸気蒸留法で抽出される。別名乳香はフランキンセンス。

43. A
メリッサ精油は葉から水蒸気蒸留法で精油が製造される。原料植物はシソ科の多年草。

44. A
スイートマージョラムがもつエピソード。精油を覚える上では、それぞれがもつエピソードも重要。しっかり覚えよう。

45. D
クラリセージのエピソードも重要。しっかり覚えておこう。背景を知ることで、より精油に対して理解が深まる。

46. B
Aはルネ・モーリス・ガットフォセ、Cはマルグリット・モーリー、Dはリチャード・アクセル博士とリンダ・バック博士。

47. D
『源氏物語』では、平安時代の貴族の「空薫物」と呼ばれるお香をたく生活や、香薬を調合し優劣を評価する遊びなどの様子をうかがうことができる。

48. B
精油は脂溶性で、油脂には溶けるが水には溶けにくい。天然由来であるが、絶対に安全ではなく、人体に害を及ぼす場合もある。

49. D
『神農本草経』は薬物について書かれた中国の本。日本での香りについて最も古い文献は『日本書紀』。

50. B
明治以降、日本でも精油を得る目的でハッカ（薄荷）やラベンダーが栽培された。日本でのラベンダーの栽培は、フランスから種子を入手し、北海道富良野地方に集約された。

51. B
皮膚は表皮・真皮・皮下組織の3層で構成され、天然保湿因子などにより水分蒸発を防ぐ。バリア機能が低下すると異物やウイルスなどが侵入しやすくなる。

52. C
プラントハンターは太平洋地域に自生する植物を収集し、ジョセフ・バンクスはユーカリ、ミモザなどをヨーロッパに紹介した。

53. A
揮発性有機溶剤抽出法で花の香りを得られたものは「アブソリュート」という。樹脂の芳香成分を抽出したものは「レジノイド」。ローズオットーは、水蒸気蒸留法で得られたバラの精油名。

54. D
私たちの生活を精神的に豊かにする。

55. D
PM2.5は、工場や自動車の排気ガスなどから発生する微小粒子状物質。

56. C
扁桃体は、好き嫌いなどの感情をつかさどる部位。

57. C
必ず耐熱性のものを選ぶ。中性洗剤で洗ったものは乾燥させて保管し、耐熱性ガラスビーカーなどは、洗ったあとに煮沸消毒やアルコール消毒を行う。

58. C
植物は光合成の過程で作られたエネルギーによって二次代謝を行い、さまざまな有機化合物を作る。精油もそのひとつで、数十から数百種の有機化合物で構成される。

59. B
Aは鎮痛作用、Cは消化促進・食欲増進作用。

60. D
虫よけ作用は虫を寄せつけない作用、鎮静作用は神経系の働きを鎮め、心と身体の働きをリラックスさせる作用、抗菌作用は細菌の増殖を抑える作用。

61. C
「マヨラナ」は、シソ科の植物スイートマージョラムの和名である。Bはローズマリー、Dはクラリセージ。

62. A
Bは嗅球、Cは嗅皮質、Dは扁桃で行われる。

63. D
味覚などほかの感覚の情報を統合するのは前頭葉。

64. C
強い光は直接目に入らないようにし、間接照明などのほのかな明かりにするとよい。

65. D
精油は植物から抽出された100％天然のものであり、有益な作用が多いが、危険な性質をもつ成分もあるため、使用量や濃度に十分な注意を払う。

66. A
不安や怒りなどのストレスはそのままにしない。

67. B
3歳未満の幼児には、芳香浴法以外は行わない。精油は3歳以上の子どもでも大人の10分の1程度から始め、多くても2分の1程度とする。また、誤飲などの危険性があるため、子どもやペットの手の届かない場所に保管する。

68. A
血中コレステロールの増加を抑制、乾燥を予防し、分泌量は20～30代がピーク。

69. C
ぜんそくの時には吸入法は避ける。

70. B
アロマテラピーの言葉の生みの親であるルネ・モーリス・ガットフォセは自身のやけど治療にラベンダー精油を使用したことから精油の効果に着目し、研究を始めた。

1. B
スイートマージョラム精油の主な抽出部位は葉。

2. D
ベチバーは、ベチベロールが特有の土臭さを特徴づけている。ローズマリーはシソ科、ネロリはミカン科、フランキンセンスはカンラン科の原料植物から得られる。

3. D
ジャーマンカモミール精油は光毒性はなく、キク科で、水蒸気蒸留法で得られる。精油の色は濃い青色が特徴。

4. D
スイートオレンジは果皮、パチュリは葉から得られる。ジャスミン（アブソリュート）は花から得られるが、別名はオオバナソケイ。

5. C
ユーカリとティートリーはフトモモ科、ジュニパーベリーはヒノキ科。

6. B
ローズマリーはシソ科。数種のケモタイプがみられる植物のひとつ。

7. D
鎮痛作用は痛みをやわらげる作用、虫よけ作用は虫を寄せつけない作用、抗菌作用は細菌の増殖を抑える作用のこと。

8. B
いろいろな香りを試して心地よいと感じる香りを選び、精油の製品情報を確認して遮光性のガラス容器に入ったものを購入することが望ましい。

9. A
精油は植物全体に均一に含まれるわけではなく、同じ種類の植物でも構成成分が大きく異なることがあり（ケモタイプと呼ばれる）、植物の二次代謝産物である。

10. A
昆虫などを引き寄せるのは誘引効果、細菌の発生・繁殖を防ぐのは抗真菌・抗菌効果、植物の成長に必要な栄養を作り出すのは光合成。

11. D
ベルガモットはミカン科。紅茶のアールグレイの香りづけに使用される香料としても有名。

12. B
メリッサのこと。ミツバチが好むことから学名はギリシャ語のミツバチに由来する。

13. B
ティートリー、ローマンカモミールは水蒸気蒸留法、ベンゾイン（レジノイド）は揮発性有機溶剤抽出法で抽出される。

14. B

ラベンダー精油の主な抽出部位は花。精
油には真正ラベンダー以外にもスパイク
ラベンダーやラバンディン、ストエカス
ラベンダーなどがあり、それぞれ成分が
異なる。

15. C

別名ローマカミツレはローマンカモミー
ルのこと。カモミールという名前は古代
ギリシャ人が「カマイメロン（大地のリ
ンゴ）」と呼んでいたことに由来する。

16. C

サンダルウッド精油は水蒸気蒸留法で得
られビャクダン科。『新約聖書』に記載
があるのはミルラ精油とフランキンセンス
精油。

17. B

ジュニパーベリーは球果、フランキンセ
ンスとミルラは樹脂から得られるがバニ
ラのような甘い香りではない。バニラの
ような甘い香りはベンゾイン（レジノイ
ド）の特徴。

18. A

根は地中から水や養分を吸い上げ植物を
しっかり支える土台の役割、花は虫など
を誘って受粉を促し子孫を残すための種
子を作る役割、果実は種子を遠くに運ん
でもらうためおいしい果肉で鳥などを誘
う役割がある。

19. D

超臨界流体抽出法は植物そのものに近い
香りが得られるが、高価な装置を必要と
する。あまり一般的ではない。

20. A

樹脂から取り出したものはレジノイド、
花から取り出したものはアブソリュート
と呼ばれる。

21. D

精油は高温多湿の場所に置かない。引火
性もあるため火気の近くは危険。

22. C

成人と体重・体格が異なるため、3歳以
上の子どもじも精油は成人の10分の1
の量から始め、多くても2分の1程度に
する。

23. C

C以外は光毒性に関して注意が必要。パ
チュリ精油は葉から水蒸気蒸留法で得ら
れる精油。A、B、Dは果皮から圧搾法
で得られる精油。

24. C

Aはローズマリーのこと。ペパーミント
は水蒸気蒸留法で葉から抽出される。

25. D

Aは花から、Bは樹脂から、Cは根から
抽出される。

26. C

別名オニサルビアはクラリセージのこと。
「クラリ」という名前の由来は「clarus
（明るい）」ともいわれる。

27. C

Aはシソ科、Bはフトモモ科、Dはミカ
ン科。精油にはジュニパーベリーと共通
の成分が含まれ、森をイメージさせる香
りがする。

28. A
ミルラは水蒸気蒸留法で樹脂から得られる精油。抗炎症作用や肌を保護する作用があるといわれている。

29. B
Aはエゴノキ科、CとDはシソ科。ブラックペッパーは古くからスパイスとして使われていた。

30. B
B以外は水蒸気蒸留法で得られる。揮発性有機溶剤抽出法で花から取り出したものをアブソリュート、樹脂などから取り出したものをレジノイドという。

31. C
ティートリー精油は水蒸気蒸留法で得られる。水虫の原因菌や浴室などの黒カビに対する高い制菌作用が認められたという報告がある。

32. A
B、Dは果皮から、Cは葉から得られる。ネロリはイタリアのネロラ公国の公妃が愛用し、流行したことからこう呼ばれるようになった。

33. D
水が含まれるものに比べて保存期間は長い。

34. A
A以外は水性ではない。芳香蒸留水は水蒸気蒸留法で得られる。

35. D
ホホバ油の色は精製されているものが白、未精製のものが黄。

36. B
パチュリはシソ科で水蒸気蒸留法により得られる。揮発しにくい性質から、香りを長くとどめるための保留剤として用いられる。

37. B
イランイランはバンレイシ科。樹高は通常6〜10m、大きいものでは15〜20mにもなる。

38. B
フランキンセンスは別名乳香と呼ばれる。樹脂そのものの香りは弱いが、香としてたくと独特の強い香りがする。

39. C
A、Bは揮発性有機溶剤抽出法、Dは圧搾法で得られる。

40. C
ベルガモットはさわやかなグリーン系の香りで紅茶のアールグレイの香りづけに使用されている。

41. D
A、Cはシソ科、Bはフトモモ科。ゼラニウムはとても多くの品種があるが、精油が得られるのはその一部。

42. C
Aは樹脂、Bは果皮、Dは花から得られる。

43. A
サイプレスはヒノキ科。男性がよりリラックスできる香りとされている。

44. C
C 以外は葉から得られる。イランイラン
はフィリピンの言葉で「花の中の花」を
意味する。

45. A
ローズマリー精油は水蒸気蒸留法で得ら
れる。

46. C
レモングラスは熱帯・亜熱帯で多く栽培
される。寒さには弱いものの、日本の気
候に合い、育てやすいハーブのひとつ。

47. A
アカテツ科のシアーバターノキの実から
得られる。皮膚に浸透しやすく、蒸発し
にくいため、保湿クリームの基材に適し
ている。

48. D
アルガン油はアルガンツリーの種子から
得られる希少な基材。抗酸化作用も高い
ことで知られている。

49. A
吸入法は呼吸器系におすすめの利用法。
目を閉じ、むせないように注意して行う。

50. B
精油の量：25 ml × 0.01（1%）＝ 0.25ml
精油の滴数：0.25ml ÷ 0.05 ml ＝ 5 滴

51. A
香りが嗅覚器から脳へ伝わる経路につい
てしっかり理解しておこう。

52. B
扁桃体では好き嫌いなどの感情が呼び起
こされる。

53. A
女性ホルモンの仕組みを理解し、アロマ
テラピーを活用してみよう。

54. C
ホメオスタシスは体内の環境を一定に保
ち続けようとする働きのこと。

55. B
『日本書紀』に、推古天皇 3 年（595 年）、
淡路島に香木である「沈水」が漂着した
という記述がある。

56. A
中国では古くから薬草の研究が行われ、
最も有名な薬草学書が『神農本草経』。

57. A
カール・フォン・リンネは新しい植物の
命名法として現在の「二名法」の基礎と
なる方法を提案した。

58. B
マルグリット・モーリーによるこの著書
はイギリスのアロマテラピー界に大きな
影響を与えた。

59. D
景品や不当な表示により消費者を意図的
に誘導する行為を禁止する法律。

60. A
ハードタイプの場合もソフトタイプの場合も、植物油をミツロウより多く使用するが、植物油の割合が多いほどやわらかい仕上がりになる。

61. C
手作り化粧品は自由に販売してはいけない。3歳の子どもは大人と同じ量で使用してはいけない。アドバイザー資格は治療目的のマッサージをしてはいけない。

62. D
ラベンダー精油は花から抽出される。睡眠中の芳香浴により、質の良い睡眠とすっきりとした目覚めを得られたという報告がある。

63. C
良質な睡眠を得るために適切な入浴は有効。眠りを妨げるものを排除し、よりスムーズに眠りにつけるよう室内環境を整えることが大切。

64. C
起床後のクレイパックはA、B、Dに比べ、良質な睡眠とはあまり関連がない。

65. C
ゼラニウム精油はフウロソウ科で、水蒸気蒸留法で得られ、低温で固まる性質はない。

66. A
精油の滴数は香りの強さで調節する。沐浴法は入浴による温熱効果とリラクセーション効果との相乗効果を期待できる。

67. A
古来、クラリセージの種子を煎じた液は視界をはっきりさせるために利用されてきたとされる。

68. D
Aはシソ科、Bはコショウ科、Cはイネ科。ベルガモット精油は光毒性があるため使用時には注意が必要。

69. B
ジャスミン（アブソリュート）は別名オオバナソケイと呼ばれるモクセイ科の植物。

70. A
3歳未満の子どもには芳香浴以外は行わない、3歳以上の子どもでも、精油は成人の10分の1の量から始め、多くても2分の1程度にする。

Chapter
6
試験直前
暗記キーワード

本書テキストを読了したら、各章のポイントとなるキーワードを再確認
してみましょう。各キーワードの内容を十分理解し、暗記しておくこと
が、アロマテラピー検定の対策になります。本章は、試験直前の最終
チェックにも利用できるでしょう。

〔AEAJ によるアロマテラピーの定義〕

　アロマテラピーは、植物から抽出した香り成分である「精油（エッセンシャルオイル）」を使って、美と健康に役立てていく自然療法です。

〔アロマテラピーの目的〕

・心と身体のリラックスやリフレッシュを促す。
・心と身体の健康を保ち、豊かな毎日を過ごす。
・心と身体のバランスを整え、本来の美しさを引き出す。

	名称	方法	注意事項
芳香浴法（ほうこうよく）	ティッシュ・ハンカチ（1〜2滴）	・精油をつけて香りを嗅ぐ。 ・枕元やオフィスのデスク周辺に置いたり、バッグなどに入れて持ち歩いたりして香りを楽しむ。	・精油によってはシミができることもあるので、ハンカチを使う場合は目立たない部分で試してから行う。
	マグカップやボウル（1〜2滴）	・マグカップなどの耐熱容器に熱めの湯を半分程度入れ、精油を加えて香らせたい場所に置く。	・容器を別の用途で使う時は、よく洗ってから使う。できれば、利用する容器は芳香浴法専用にする。 ・やけどに注意する。 ・子どもやペットのいる場所では置き場所に気をつける。 ・精油を入れた湯を飲まないよう、十分に注意する。
	アロマスプレー（約50㎖作る場合、3〜20滴）	・エタノール、水、精油をよく混ぜ合わせてスプレーを作る。	・精油は必ず先にエタノールに溶かす。 ・使用時には容器をよく振る。 ・火気のある場所では使用しない。 ・直接皮膚につかないよう注意する。 ・子どもやペットに配慮する。
	芳香拡散器（1〜5滴）	・アロマディフューザーなど市販の芳香拡散器を使って室内に香りを広げる。スチームとともに香りを広げるタイプなど、種類はさまざま。	・平らな安定した場所に置く。 ・子どもやペットがいる場合は置き場所に注意する。

試験直前暗記キーワード

沐浴法	全身浴法 (1〜5滴)	・浴槽に湯を張り、精油や精油を混ぜた天然塩、植物油などを加えてよくかき混ぜ、肩まで浸かるようにして入浴する。	・精油の香りや刺激の強さにより、滴数を加減する。 ・精油は水に溶けないため、よく湯に混ぜる（天然塩や植物油に混ぜると湯に混ざりやすくなる）。 ・皮膚に刺激を感じた場合は、すぐに洗い流す。 ・特に柑橘系やスパイス系の精油は使用する滴数を少なめにする。 ・長時間の沐浴は身体に負担がかかることもあるので、体調に合わせて入浴する。 ・お年寄りや既往症がある方は、42℃以上の湯で全身浴法を行うと負担が増すので、湯の温度に注意して入浴する。
	半身浴法 (1〜3滴)	・浴槽に湯を浅く張り、精油や精油を混ぜた天然塩、植物油などを加えてよくかき混ぜ、みぞおちまで浸かるようにして入浴する。 ・上半身が冷えないよう、肩に乾いたタオルをかけるとよい。	
	手浴法 (1〜3滴)	・洗面器などに湯を入れ、精油を加えて両手を手首まで浸す。	<手浴法、足浴法> ・湯の温度を調整するため、ポット などにつぎ足し用の湯を用意しておく。 ・つぎ足す時はやけど防止のため、いったん手または足を出す。
	足浴法 (1〜3滴)	・洗面器などに湯を入れ、精油を加えて座った状態で足首まで足を浸す。 ・下半身にバスタオルなどをかけておくと、より温まりやすくなる。	
吸入法		・耐熱容器に熱めの湯と精油を入れ、立ちのぼる蒸気を吸入する。 ・呼吸器系の不調を緩和する。	・精油成分が刺激になる場合もあるので、必ず目を閉じて行う。 ・粘膜への刺激の強い精油もあるので、むせないように注意する。 ・長時間行うことは避ける。 ・蒸気がせきを誘発する場合があるので、ぜんそくの方や、せきが出ている方は行わない。 ・やけどに注意する。 ・容器を別の用途で使う時は、よく洗ってから使う。
フェイシャルスチーム		・洗面器に熱めの湯と精油を入れ、精油の成分を含んだ蒸気を顔にあてる。 ・バスタオルを頭からかぶり、目を閉じてゆっくり呼吸する。	<フェイシャルスチーム> ・湯の温度や蒸気の量は、バスタオルを開閉することで調節する。
湿布法		・精油を入れた湯や水にフェイスタオルなどを浸して絞り、身体の一部分にあてて温めたり冷やしたりする。	・精油の種類によって刺激が強いものもあるので、湿布をあてる場所や時間に注意する。 ・精油の種類によってはタオルに色が付着するので注意する。 ・やけどに注意する。
トリートメント法 （ボディトリートメント、フェイストリートメント）		・精油を植物油で希釈したトリートメントオイルを、身体や顔に塗る。	・精油は直接皮膚につけられないので、必ず希釈したトリートメントオイルを使用する。 ・ボディ用とフェイス用では希釈濃度が違うので注意する。

〔精油を扱う際の注意〕

- 精油の原液を皮膚につけない。
  誤って直接皮膚についた場合は、すぐに清潔な大量の水で洗い流す。
- 精油を飲用しない。
- 精油を目に入れない。
- 火気に注意する。
- 子どもやペットの、手の届かない場所に保管する。

〔精油の保管に関する注意〕

- 遮光性のガラス容器で保管する。
- キャップはしっかり閉める。
- 直射日光と湿気を避けた冷暗所に保管する。
- ビンは立てる。
- 開封後1年以内を目安に使い切る。
- 柑橘系の精油は、ほかの精油より成分変化が起きやすいため、使用時には必ず香りを確認する。

〔精油の使用者に対する注意〕

病気・アレルギーのある方	・アロマテラピーを行ってよいか、必ずかかりつけの医師に相談する。植物油などの基材のアレルギーにも注意する。
お年寄りや既往症のある方	・最初は基準の半分以下の精油の量で試す。
妊娠中の方	・妊娠中は体調を考慮し、芳香浴法以外のアロマテラピーを行う場合は十分な注意が必要。 ・アロマトリートメントを行う場合は医師や経験を積んだ専門家に相談する。
子ども・ペット	・3歳未満の幼児には、芳香浴法以外は行わないようにする。 ・3歳以上の子どもでも、アロマテラピーを利用する場合は大人の精油の使用量の10分の1程度から最大2分の1程度までを限度とする。 ・安易にペットに使用しない。
皮膚の弱い方	・トリートメントオイル、ボディスプレー、スキンローションなど、精油を皮膚に塗布して使用する場合は、事前にパッチテストで安全性を確認する。 ・希釈濃度にも十分注意する。

〔光毒性に関する注意〕
（ひかりどくせい）

- 精油成分の一部には、日光などの強い紫外線と反応して、皮膚に炎症を起こすものがある。これを光毒性と呼ぶ。
- 光毒性をもつ成分にベルガプテン（フロクマリン類）がある。

対象の精油
- ベルガモット
- レモン
- グレープフルーツ

〔皮膚刺激に関する注意〕

- 精油成分の一部には、皮膚組織や末梢血管を刺激し、炎症、紅斑、かゆみなどを引き起こすものがある。これを皮膚刺激と呼ぶ。

対象の精油
- イランイラン
- ジャスミン（アブソリュート）
- ティートリー
- ブラックペッパー
- ペパーミント
- メリッサ
- ユーカリ

〔希釈濃度について〕

　基材の量に対する精油の濃度を「希釈濃度」と呼ぶ。AEAJは、その目安を、ボディトリートメントでは1%以下、フェイストリートメントでは0.1〜0.5%以下としている。顔などの敏感な部分は、必要に応じてさらに低い濃度で希釈する。一般的に精油1滴は0.05mℓとする。

計算式（植物油 50mℓの場合）

① 1%(0.01)相当の精油量(mℓ)を算出。
　50mℓ×0.01＝0.5mℓ
② ①を0.05mℓ(1滴)で割る。
　0.5mℓ÷0.05mℓ＝10滴

1%濃度では、植物油50mℓに対して精油は10滴となる。

〔精油の希釈濃度〕

濃度＼基材の量	10mℓ	20mℓ	30mℓ	50mℓ
0.5%	1滴	2滴	3滴	5滴
1.0%	2滴	4滴	6滴	10滴

〔植物油の基材〕

分類	キャリアオイル	科目	原料	主要成分	特徴	備考
植物性油脂	スイートアーモンド油	バラ科	スイートアーモンドの種子	オレイン酸	よくのびて扱いやすい。また、どんな肌質にも合う。	古くから化粧品の材料として使われている。
	オリーブ油	モクセイ科	オリーブの果実	オレイン酸	皮膚への浸透性が高く、保湿効果が高い。	オレイン酸を70%以上含み、ビタミンA、Eが豊富。
	マカデミアナッツ油	ヤマモガシ科	マカデミアナッツの種子	パルミトレイン酸	皮脂に含まれているパルミトレイン酸を多く含有。	スキンケア用としてよく使われている。
	アルガン油	アカテツ科	アルガンツリーの種子		ビタミンEを多く含み抗酸化作用が高い。	100kgの実からわずか1ℓほどしかとれない。
植物性ワックス（植物ロウ）	ホホバ油	ホホバ科（シムモンドシア科）	砂漠に生息するホホバの種子		よくのび扱いやすく、保湿効果が高い。精製されたものと未精製のものがある。	低温で固まる性質をもつが、常温で元に戻る。

〔水性の基材〕

名称	性質
水	・純度が高く、不純物が極めて少ない水は精製水、蒸留水。 ・市販されている飲料水や水道水なども使用できる。 ・直射日光の当たらない冷暗所（冷蔵庫など）に保管し、開封後はすみやかに使用する。
芳香蒸留水	・水蒸気蒸留法で精油を製造する過程で得られる蒸留水のこと。 ・わずかに植物の水溶性の芳香成分などが溶け込んでいる。 ・ローズ、ラベンダー、カモミールなどの芳香蒸留水が市販されている。
エタノール（エチルアルコール）	・精油を水と混ぜたい時に使用する。 ・精油は水にはほとんど溶けないが、エタノールにはよく溶けるため、まずエタノールに溶かしてから水を加えると、比較的よく混ざる。 ・その際白濁する場合があるが、問題はない。 ・アロマテラピーには、薬局などで入手できる無水エタノールや、アルコール度数の高いウォッカなどをよく使う。
グリセリン	・グリセリドという油脂から採れる、無色透明の液体。 ・スキンローションなどの基材として利用する。 ・植物性のものもある。 ・アロマテラピーショップや薬局などで入手できる。

〔そのほかの基材〕

名称	性質
ミツロウ（ビーワックス）	・ミツバチが巣を作る時に分泌する動物ロウ（動物性ワックス）。 ・抗菌・保湿作用などがある。 ・ミツロウクリームなどの基材として用いる。 ・クリームを作る際は、ミツロウの使用量でクリームの硬さを調整できる。
クレイ	・カオリンやモンモリロナイト（モンモリオナイト、モンモリヨナイト）などの粘土。 ・吸着、収れん（ひきしめ）作用があり、皮脂や汗、汚れなどを取り除く。 ・パックなどの基材として利用する。
天然塩	・ミネラルを含んだ天然の塩で、精製されていないもの。 ・すぐれた発汗作用がある。 ・バスソルトの基材として利用する。
重曹（炭酸水素ナトリウム／重炭酸ナトリウム）	・無臭、白色の粉末。 ・弱アルカリ性の性質をもつ。 ・脱臭剤、研磨剤、洗剤、入浴剤などに使われている。 ・肌をなめらかに整え、お湯の感触をやわらかくする。
ハチミツ	・ミツバチが、花の蜜を巣の中で貯蔵する過程で生成されたもの。 ・保湿作用、抗炎症作用などがあるといわれている。 ・パック、クリーム、入浴剤などの基材として利用する。
シアーバター	・アカテツ科のシアーバターノキの実から採れるバター状の油脂。 ・現地で古くからやけど治療などに用いられてきた。 ・皮膚に浸透しやすく、蒸発しにくいので保湿クリームの基材に適している。

〔知っておくべき法律〕

法律	内容
医薬品医療機器等法	・医薬品、医薬部外品、化粧品などの製造、製造販売（市場への出荷・流通）、販売やそれらの取り扱いを規制する法律。 ・アロマテラピーで使用する精油は雑品（雑貨）として扱われる。 ・精油の効能・効果をうたって販売・授与すると違反になる。 ・医薬品、医薬部外品または化粧品の製造業の許可を受けていない者が、行政の許可なしに業として製造（小分けを含む）すると違反になる。

〔そのほかのアロマテラピーに関する法律〕

法律	内容
①製造物責任法（PL法）	・消費者が製造物の欠陥によって損害を生じたことを明らかにすれば、製造業者や輸入業者に直接損害賠償責任を求められるという法律。 ・場合によるが、販売店に対しては民法上の責任を、製造業者や輸入業者には製造物責任法上の責任を問うことができる。
②景品表示法	・事業者が、消費者を意図的に誘導する行為を制限・禁止する法律。 ・具体的には、実際のものよりも著しく優良な品質や有利な価格を表示したり、過大な景品類を提供したりする行為を制限・禁止する。
③消防法（市町村の火災予防条例）	・火災の予防や危険物の貯蔵・取り扱いなどについて定めている法律。 ・ただし、個人が楽しむ程度の量の精油であれば、規制は受けない。 ・揮発性のある精油は引火する可能性が高いため、保管・取り扱いに十分な注意が必要。
④あん摩マツサージ指圧師、はり師、きゆう師等に関する法律	・略称は「あはき法」。 ・あん摩、マッサージ、指圧、はり、きゅうなどの医業類似行為を、免許のない人が業として行うことを禁止する法律。 ・マッサージを業として行うには国家資格が必要。
⑤医師法	・医師の免許制度、業務上の義務などを定めている法律。 ・医師以外の人が診療を行うことを禁じる。 ・症状から病名を診断したり、治療と紛らわしい行為をしたり、医薬品の認可を受けていない精油を薬のように使用することはできない。
⑥獣医師法	・獣医師の免許制度、業務上の義務などを定めている法律。 ・獣医師以外の者が飼育、動物に診療行為をすることを禁じる。 ・トリミングなどの分野でアロマテラピーを行うことは違反にならない。

※表内の❶のついた項目は1級のみの検定範囲です。それ以外は2級、1級共通の検定範囲です。

〔科名別　精油の種類〕

シソ科	・ペパーミント ・ラベンダー ・ローズマリー ・クラリセージ ❶ ・スイートマージョラム ❶ ・パチュリ ❶ ・メリッサ ❶
ミカン科	・スイートオレンジ ・レモン ・グレープフルーツ ❶ ・ベルガモット ❶ ・ネロリ ❶
フトモモ科	・ティートリー ・ユーカリ
キク科	・ジャーマンカモミール ❶ ・ローマンカモミール ❶
カンラン科	・フランキンセンス ・ミルラ ❶
ヒノキ科	・ジュニパーベリー ❶ ・サイプレス ❶
イネ科	・ベチバー ❶ ・レモングラス ❶
バラ科	・ローズ（アブソリュート） ・ローズオットー
バンレイシ科	・イランイラン ❶
モクセイ科	・ジャスミン（アブソリュート） ❶
フウロソウ科	・ゼラニウム
ビャクダン科	・サンダルウッド ❶
コショウ科	・ブラックペッパー ❶
エゴノキ科	・ベンゾイン（レジノイド） ❶

ひとことメモ
柑橘系の植物はミカン科と覚えよう。

ひとことメモ
カンラン科は歴史にも出てきた乳香と没薬の2種類。

ひとことメモ
同じイネ科でも、レモングラスは葉から、ベチバーは根から精油を抽出する。

試験直前暗記キーワード

〔抽出部位別　精油の種類〕

部位	精油
葉	サイプレス 🔵 ローズマリー ゼラニウム ティートリー ペパーミント ユーカリ スイートマージョラム 🔵 パチュリ 🔵 メリッサ 🔵 レモングラス 🔵
花	イランイラン 🔵 ジャーマンカモミール 🔵 ローマンカモミール 🔵 ジャスミン（アブソリュート）🔵 ネロリ 🔵 ローズ（アブソリュート） ローズオットー クラリセージ 🔵 ラベンダー
果皮	スイートオレンジ レモン グレープフルーツ 🔵 ベルガモット 🔵
樹脂	フランキンセンス ベンゾイン（レジノイド）🔵 ミルラ 🔵
果実	ブラックペッパー 🔵
心材	サンダルウッド 🔵
根	ベチバー 🔵
球果	ジュニパーベリー 🔵

ひとことメモ

ベンゾイン（レジノイド）は揮発性有機溶剤抽出法、それ以外は水蒸気蒸留法と覚えよう。

〔精油のエピソードなど〕

イランイラン ❶	・「イランイラン」はフィリピンの言葉で「花の中の花」を意味する。
スイート オレンジ	・ヨーロッパでは、クローブを刺してスパイス類をまぶした「オレンジ・ポマンダー」を作る習慣があった。
ジャーマン カモミール ❶	・精油は、カマズレン成分による濃い青色が特徴。 ・ハーブティーとして世界中で広く愛好されている。
ローマン カモミール ❶	・古代ギリシャでは「カマイメロン（大地のリンゴ）」と呼ばれたことが、「カモミール」という名前の由来に。
クラリセージ ❶	・「クラリ」という名前はラテン語の「clarus（明るい）」からきたともいわれる。 ・種子を煎じた液を目につけると、視界がはっきりするといわれた。
グレープ フルーツ ❶	・果実がブドウのように房状につくため、「グレープフルーツ」という名前がついたといわれる。
サイプレス ❶	・「天高く昇る聖木」として、寺院や墓地などに植えられている。
サンダルウッド ❶	・古くからお香として瞑想や宗教儀式、仏像や仏具に用いられてきた。 ・インド産によく似た香りの、オーストラリア産の流通量が増加した。
ジャスミン ❶ （アブソリュート）	・フローラルな香りで、香水などによく用いられる。
ジュニパー ベリー ❶	・果実は洋酒のジンを製造する時に、香りづけとして用いられた。
スイート マージョラム ❶	・温かみのある香りは、ギリシャの愛の女神アフロディテから与えられたと伝えられる。 ・「マージョラム」という名前の由来は「Major（より大きい・重要な）」からという説もある。
ゼラニウム	・ローズオキサイドという成分を含み、ややローズ調のグリーン感のあるフローラルな香り。 ・香りのよいものはセンテッドゼラニウム（ニオイゼラニウム）と呼ばれる。
ティートリー	・オーストラリアの先住民族であるアボリジニが、伝統的な治療薬として利用。 ・お茶としても飲まれていた。
ネロリ ❶	・原料植物のビターオレンジは、葉や果実からも精油が採れる。 ・葉などから得た精油は「プチグレン」と呼ばれる。 ・17世紀末、イタリアのネロラ公国の公妃がこの精油を愛好し、これが流行したことから「ネロリ」と呼ばれるようになった。
パチュリ ❶	・インドのカシミール地方では、パチュリの葉を布地に挟み、衣類の虫よけとして愛用した。

試験直前暗記キーワード

ブラックペッパー 🄼	・中世ヨーロッパでは金と同等の価値があり、これを求めた人々により大航海時代が幕開けしたといわれている。 ・古くからスパイスや香料として使われている。
フランキンセンス	・『新約聖書』のイエス・キリスト誕生物語で、イエスに黄金、ミルラとともに捧げられたことで有名。
ベチバー 🄼	・ジャワ島などの熱帯地域では、根を織物にして扇や敷物、すだれに用いる。
ペパーミント	・学名の「piperita」は、「コショウのような」という意味をもつ。 ・精油はℓ-メントールという成分を含むため、清涼感のある香りをもつ。
ベルガモット 🄻	・古くから化粧品、食品の香料として使われ、紅茶のアールグレイの香りづけに使われることで有名。 ・18世紀初頭に誕生した、「ケルンの水(オーデコロン)」の主要原料だったといわれる。
ベンゾイン 🄼 (レジノイド)	・バニリンという成分が含まれているため、バニラのような甘い香りがする。
ミルラ 🄼	・『新約聖書』のイエス・キリスト誕生物語で、イエスに黄金、フランキンセンスとともに捧げられたことで有名。
メリッサ 🄼	・「Melissa」という学名は、ギリシャ語の「ミツバチ」が由来。
ユーカリ	・globulus種という品種が、オーストラリア原産のものでは最も代表的。 ・別名「ユーカリプトール」と呼ばれる1,8-シネオールが主要成分。
ラベンダー	・「Lavandula」という学名は、ラテン語の「lavo(洗う)」「lividus(青みがかった鉛色)」から。 ・ルネ・モーリス・ガットフォセがやけどの治療に使用。
レモン	・12世紀に、十字軍の兵士が持ち帰ったことがきっかけで、本格的にヨーロッパに広まった。
レモングラス 🄼	・ジンジャーとレモンの香りを混ぜたような、鮮烈で力強い香り。
ローズ (アブソリュート)	・ローズから揮発性有機溶剤抽出法で得られた精油のこと。
ローズオットー	・原料植物のダマスクローズの生産国として有名なブルガリアには「バラの谷」がある。 ・低温で固まる性質がある。
ローズマリー	・学名の「Rosmarinus」は、ラテン語で「海のしずく」という意味。 ・聖母マリアの伝説から、「マリアのバラ」とも呼ばれる。

〔精油の定義〕

精油（エッセンシャルオイル）は、植物の花、葉、果皮、果実、心材、根、種子、樹皮、樹脂などから抽出した天然の素材で、有効成分を高濃度に含有した揮発性の芳香物質。各植物に特有の香りと機能をもち、アロマテラピーの基本となるもの。

〔精油の性質〕

芳香性 （ほうこうせい）	香りを放つ性質。さまざまな成分を含むため、それぞれ独特の性質をもつ。
揮発性 （きはつせい）	空気中で徐々に気体に変化する。放置しておくだけで香りが漂う。
親油性・ 脂溶性 （しんゆせい・しようせい）	水より軽く、水に溶けにくい性質だが、油脂には非常によく溶ける。
引火性 （いんかせい）	揮発した精油の物質は空気と混合し、火や熱が移ると燃え始める。

〔植物にとっての精油の役割〕

誘引効果 （ゆういん）	植物が受粉をする、もしくは種子を遠くに運ぶため、昆虫などの生物を引き寄せる効果。
忌避効果 （きひ）	昆虫などの生物を遠ざけ、摂食されることを防ぐ効果。
抗真菌効果・ 抗菌効果 （こうしんきん）	植物にカビや有害な菌が発生・繁殖するのを防ぐ効果。

※表内の I のついた項目は I級のみの検定範囲です。それ以外は2級、I級共通の検定範囲です。

製造法名	方法	検定対象精油
水蒸気 蒸留法 （すいじょうき じょうりゅう）	・植物を蒸留釜に入れ、直接蒸気を吹き込んだり、水とともに沸騰させたりすることで、芳香物質を気化させる抽出法。 ・芳香成分を含んだ水蒸気を冷却管で冷やして液化させ、水と分離した精油を抽出する。 ・多くの精油製造で使われる。 ・熱や水にさらされることで、香りや成分が失われるものもある。 ・蒸留される過程で分離した水にも芳香成分が微量に溶け込み、この水は「芳香蒸留水」として活用される。	下記以外の精油

圧搾法 （あっさく）	・主に柑橘類の果皮を機械のローラーで圧搾し、遠心法で分離して精油を抽出する抽出法。低温圧搾（コールドプレス）ともいう。 ・昔は手で圧搾し、スポンジに吸わせて回収した。 ・熱を加えずに圧搾するため、熱による成分変化がほとんどなく、自然のままの香りや色が得られる。 ・圧搾の段階で搾りカスなどの不純物が混じることがあり、また変化しやすい成分が多く含まれるため、ほかの製造法の精油より劣化が早くなる。	・スイートオレンジ ・レモン ・グレープフルーツ 🅛 ・ベルガモット 🅛
揮発性 （きはつせい） 有機溶剤 （ゆうきようざい） 抽 出 法 （ちゅうしゅつ）	・溶剤釜に植物を入れ、石油エーテル、ヘキサンなど揮発性の有機溶剤に常温で芳香成分を溶かし出す抽出法。 ・繊細な花の香りを得るのに適している。 ・「油脂吸着法」に代わって行われるようになった。 ・植物の中には天然のワックス成分もあり、溶剤を取り除いて芳香成分とワックス成分が半固体状で抽出されたものを「コンクリート」と呼ぶ。これにエタノールを使って、ワックス成分を分離し、最終的に得られたものを「アブソリュート」と呼ぶ。 ・この抽出法で樹脂などから芳香成分を取り出したものを「レジノイド」と呼ぶ。	・ジャスミン 🅛 （アブソリュート） ・ベンゾイン 🅛 （レジノイド） ・ローズ （アブソリュート）
油脂吸着法 （ゆ しきゅうちゃく）	・精油が油脂になじみやすい性質を利用し、精製した無臭の牛脂（ヘット）や豚脂（ラード）を混ぜたもの、またはオリーブ油などに香り成分を吸着させる、伝統的な抽出法。 ・常温で固形の脂の上に花などを並べる冷浸法（アンフルラージュ）と、60〜70℃に加熱した油脂に花を浸す温浸法（マセレーション）の2種類の方法がある。 ・香り成分を高濃度に吸着した油脂は「ポマード」と呼ばれ、これにエタノールを加えて香り成分を取り出す。エタノールを除いたものはアブソリュートと呼ばれる。 ・手間のかかる工程のため、現在はあまり行われておらず、近年のアブソリュートは揮発性有機溶剤抽出法で得られたものがほとんど。	
超臨界流体 （ちょうりんかいりゅうたい） 抽 出 法 （ちゅうしゅつ）	・主に二酸化炭素などの液化ガスを溶剤として用いる、1970年頃から登場した抽出法。 ・二酸化炭素に熱と圧力をかけることで、気体と液体の中間である流体（超臨界状態）を作り出し、抽出機に通過させることで、流体が植物に浸透し、香り成分を効率よく取り込める。 ・流体を取り出し、圧力を元に戻すと、二酸化炭素が気化して香り成分だけが残る仕組み。 ・二酸化炭素を溶剤に使用することで、低温での処理が可能になり、得られる精油が植物そのものに近い香りになる。 ・高価な装置を必要とすることで、あまり用いられることがない方法。	

作用	内容
強壮作用	全身や身体の各部に働きかけ、その機能を活性化したり強化したりする作用。
去痰作用	痰を切って、その排出を促す作用。
抗ウイルス作用	ウイルスの増殖を抑える作用。
抗菌作用	細菌の増殖を抑える作用。
抗真菌作用	カビや酵母などの真菌の増殖を抑える作用。
殺菌作用	人体にとって有害な細菌などの病原体を殺す作用。
収れん作用	皮膚をひきしめる作用。
消化促進・食欲増進作用	胃腸の消化活動を活発にして、食欲を増進させる作用。
鎮静作用	神経系の働きを鎮めて、心身をリラックスさせる作用。
鎮痛作用	痛みをやわらげる作用。
保湿作用	皮膚の潤いを保ち、乾燥を防ぐ作用。
ホルモン調整作用	ホルモンバランスを整える作用。
虫よけ作用	虫を遠ざける作用。
免疫賦活作用	免疫の働きを高め、活性化する作用。
利尿作用	尿の排泄を促す作用。

試験直前暗記キーワード

〔においが脳へ伝わる経路〕

- 精油のにおい物質は、鼻腔の嗅上皮に届き、嗅繊毛という嗅細胞がキャッチする。嗅繊毛にある約400種類の嗅覚受容体とにおい分子が結合し、電気信号に変換される。
- 電気信号となった香りの情報は脳の嗅球に送られる。
- 嗅球に届いたあと、大脳辺縁系の嗅皮質に届き、3つのルートで脳の各部へ送られる。
- 1つめは扁桃体から視床下部へ、2つめは前頭葉へ、3つめは海馬へと送られるルートがある。

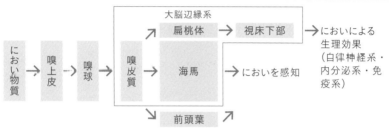

〔嗅覚器官と大脳辺縁系〕

- 喜怒哀楽の感情や欲求などの情動を司る扁桃体と、記憶を司る海馬は、脳の大脳辺縁系の中にあるため、大脳辺縁系は情動脳とも呼ばれている。
- 嗅覚器官から大脳辺縁系までの距離が短く、仲介する神経の数が少ないため、五感の中でも、嗅覚のにおいの情報は大脳辺縁系にスピーディに伝わる。
- 目で見たもの、音で聞いたものより、においを嗅いだ情報がより早く感情や記憶に働きかける。
- 大脳辺縁系にある視床下部は自律神経、内分泌系、免疫系に働きかけ、体内環境を一定に維持する「ホメオスタシス」の働きと大きく関わっている。
- 視床下部に、自分にとって心地よいにおいの情報が届くことで、心身のバランスを整えることにつながる。

嗅皮質	においのイメージを作る。
扁桃体	好き嫌いなどの感情を呼び起こす。
視床下部	自律神経系、内分泌系、免疫系に情報を伝達する。
海馬	記憶が引き出される。
前頭葉	味覚などのほかの感覚との情報を統合する。

〔肌への作用〕

- 精油成分は親油性があるため、植物油で希釈することで、皮膚に浸透しやすくなる。
- 精油成分の中には、肌表面の制菌、抗炎症作用があるものや、真皮内の線維芽細胞でコラーゲンやヒアルロン酸を生み出したり、ニキビの炎症を抑制したりするものもある。
- 肌の表皮には、異物を体内に侵入させないバリア機能がある。

〔睡眠〕

- 睡眠には、身体のコントロールを担う自律神経が大きく関わっている。
- 自律神経は、交感神経と副交感神経に分かれており、脳や身体が活発に活動している時には交感神経が、リラックスしている時には副交感神経が優位になる。
- ストレスなどの影響で交感神経が過剰になると、自律神経のバランスが乱れる。
- 入浴は、心身の疲れや緊張をほぐし、睡眠によい影響を与える。
- 適切な入浴で、身体の深部の温度（深部体温）が上昇し、そこから少しずつ下がっていく過程が眠りの導入につながる。
- 熱いお湯に入り、深部体温が高いまますぐに就寝すると、寝つきが悪くなる。
- 室内温度は夏25〜28℃、冬18〜23℃、湿度は50〜60％に保つ。
- 強い光が目に入らないようにする。

〔ストレス〕

- 身体が外部の環境やさまざまな変化に対し、体内環境を一定の範囲内に維持している状態をホメオスタシス（恒常性）という。
- 過剰なストレスがかかると、ホメオスタシスの維持が困難になる。
- ホメオスタシスを維持するには、栄養・運動・休息をしっかりとること。
- ストレスのコントロールには、アロマテラピーを利用した香りの活用など、自分なりの気分転換を見つける。

〔女性ホルモン〕

- 女性ホルモンには、エストロゲン（卵胞ホルモン）とプロゲステロン（黄体ホルモン）がある。
- エストロゲンの働きは、骨を丈夫に保ち、血中コレステロールの増加を抑制、皮膚や粘膜を乾燥から守る。
- プロゲステロンは妊娠に欠かせない働きがある。
- エストロゲンの分泌量は10歳頃から増加し、20〜30代でピークを迎え、40代後半以降から閉経前後に低下していくため、ホルモンバランスの乱れから更年期障害などの症状を引き起こすことがある。
- 香りは脳の視床下部に届き、内分泌系に作用してホルモンバランスを整える。
- 感情をつかさどる大脳辺縁系に香りの信号が届くと、ホルモンの乱れによるイライラや不安感などを抑える効果が期待できる。

試験直前暗記キーワード

・古代

国	時代	出来事
エジプト	B.C.3000年	・神殿では乳香や没薬などの樹脂が薫香として用いられた。 ・ミイラの詰めものとして植物や香料が用いられ、防腐や殺菌に役立った。
インド		・インド・スリランカを中心に現在も行われる伝統療法、「アーユルヴェーダ」が誕生した。

国	時代	人物	業績
ギリシャ	B.C.5～4世紀	ヒポクラテス	・医学者。 ・医療を呪術的な手法から切り離し、病気を自然現象として科学的にとらえ、現代にも通じる医学の基礎を築いた。 ・「医学の父」と呼ばれた。 ・著書:『ヒポクラテス全集』
ギリシャ	B.C.4～3世紀	テオフラストス	・哲学者。 ・植物を科学的に分類した。 ・「植物学の祖」と呼ばれた。 ・著書:『植物誌』…500種に及ぶ植物を記載。
ローマ	1世紀	ディオスコリデス	・ギリシャ人医学者。 ・皇帝ネロの軍医。遠征における自らの観察から得た知識をまとめた。 ・著書:『マテリア・メディカ(薬物誌)』…600種の植物を収載。植物薬学の重要な古典として利用された。「ウィーン写本」が有名。
ローマ	1世紀	プリニウス	・博物学者。 ・植物や植物薬剤についても言及しながら、当時の自然に関する知識や情報をまとめた。 ・著書:『博物誌』…全37巻に及ぶ大作。
ローマ	2世紀	ガレノス	・ギリシャ人医学者。 ・ヒポクラテス医学を基礎としながら、体系的な学問としての医学を築いた。 ・植物や自然素材を用いた「ガレノス製剤」の処方は、現在でも受け継がれる。
中国	5～6世紀	陶弘景	・薬草学書の『神農本草経』を再編さんした。 ・それらの本草学はのちに中医学として確立。 ・著書:『神農本草経集注』…730種の薬石を記載。

・中世

国・地域	時代	人物	業績
アラビア・イスラム世界	11世紀	イブン・シーナー	・イスラム帝国時代の医師、哲学者。 ・ローズウォーターなどの芳香蒸留水を治療に用いた。 ・著書:『医学典範(カノン)』
ドイツ	12世紀	ヒルデガルト	・中世ドイツの修道女。 ・ハーブを活用した治療法に関する著書を残し、ドイツの植物学の基礎を築いた。 ・最初にラベンダーの効能を紹介した人物とされる。

・近世～近代

国	時代	人物	業績
イギリス	16～17世紀	ジョン・ジェラード	・ルネサンスによって多数登場したハーバリストのひとり。 ・著書:『The Herball(本草書)』
		ジョン・パーキンソン	・ルネサンスによって多数登場したハーバリストのひとり。
		ニコラス・カルペッパー	・薬草を占星術と結びつけた。 ・著書:『The English Physician』
イタリア	18世紀	ジョヴァンニ・パオロ・フェミニス	・イタリア人。 ・当時イタリアで流行していた「アクアミラビリス(すばらしい水)」という芳香水を、ドイツのケルンで売り出した。
スウェーデン		カール・フォン・リンネ	・現在使われている「二名法」という植物の学名の分類体系の基本を作った。
イギリス		ジョセフ・バンクス	・大航海時代以降に生まれたプラントハンターのひとり。 ・ユーカリ、ミモザなどをヨーロッパに紹介。

・現代

国	時代	人物	業績
フランス	1881～1950年	ルネ・モーリス・ガットフォセ	・フランス人化学者。 ・実験中に負ったやけどの治療にラベンダー精油を使って効果を上げた経験から、精油の治療的効果に目覚めた。 ・「アロマテラピー」という言葉を造語した。 ・著書:『Aromathérapie』

フランス	1920～1995年	ジャン・バルネ	・フランスの軍医。 ・インドシナ戦争の際に、精油から作った薬剤を用いて負傷者たちの治療を行った。 ・同業の医師や薬剤師へのアロマテラピー啓発に力を尽くす。 ・著書：『AROMATHERAPIE（植物＝芳香療法）』
	1895～1968年	マルグリット・モーリー	・フランスで活躍した。 ・アロマテラピーに精油を使った心身の美容と健康法という新しい概念を取り入れた。 ・のちにホリスティック・アロマテラピーと呼ばれるものの基礎を作る。 ・著書：『Le capital 'Jeunesse'（最も大切なもの…若さ）』は、イギリスのアロマテラピー界に大きな影響を与えた。
日本	1924～2012年	鳥居 鎮夫	・東邦大学名誉教授。 ・日本におけるアロマテラピー研究の先駆者。 ・随伴性陰性変動（CNV）と呼ばれる脳波を用いて、ラベンダーやジャスミンの香りの鎮静・興奮作用を実証した。
アメリカ	2004年	リチャード・アクセル博士、リンダ・バック博士	・「嗅覚システムの組織とにおいの受容体」（odorant receptors and the organization of the olfactory system）の研究でノーベル医学生理学賞を受賞。 ・人がどのように「におい」を識別し記憶するかを解明した。

・日本

時代	出来事
飛鳥時代	・『日本書紀』に「淡路島に香木が漂着した」と記される。
平安時代	・貴族の間で「空薫物」「薫物合」「薫衣」が流行。 ・その様子が『源氏物語』「梅枝の帖」などに記される。
室町時代	・香道が成立。
明治～昭和時代	・精油を得る目的で北海道の北見市でハッカ（薄荷）、富良野地方でラベンダーが栽培される。

〔日本アロマテラピー協会（現 AEAJ）の設立〕

時代	出来事
1985 年	・ロバート・ティスランドの著書『アロマテラピー＜芳香療法＞の理論と実際（The Art of Aromatherapy)』が翻訳される。
1996 年	・「日本アロマテラピー協会（AAJ)」設立。 ・AAJはアロマテラピーの安全な使い方の普及を図るとともに、アロマテラピー検定を含む各種資格認定制度を創設するなど、安全なアロマテラピーの普及に努めた。
2005 年	・AAJが「社団法人 日本アロマ環境協会（AEAJ)」になる。
2012 年	・「公益社団法人 日本アロマ環境協会（AEAJ)」となる。 ・AEAJは日本で唯一、公的法人として、アロマテラピーの健全な普及、啓発活動と、アロマ環境作りを推進している。

● アロマテラピーと環境　2級 1級

〔環境に関するキーワード〕

名称	内容
アロマ環境	・自然の香りある豊かな環境のこと。 ・アロマテラピーを楽しむことと、アロマ環境を保全・創造することは一体。 ・地球規模での環境問題への理解を深め、身近な問題とすることが、豊かなアロマ環境を守ることにつながる。
地球温暖化	・地球温暖化による異常気象が頻発すると、植物の生育環境の悪化につながる。
絶滅危惧種	・IUCN（国際自然保護連合）では、絶滅のおそれがある野生の動植物を、「レッドリスト」として絶滅危惧種に指定し、国際取引を制限している。 ・レッドリストに指定されている動植物は、約2万種以上。 ・レッドリスト対象外の種も、各国政府により、伐採・輸出の規制やプランテーション化がすすめられている。
サンダルウッド	・お香や仏具、建材などに活用されてきた香木。 ・インド産のサンダルウッドは保護森林となり、伐採に規制がかかったため、近年はインド産に香りがよく似たオーストラリア産の流通量が増えている。
アガーウッド	・別名沈香樹と呼ばれ、香木として長い間利用されてきた。 ・最高級のものは「伽羅」と呼ばれ、高値で取引されていたため、大量伐採がすすみ、絶滅危惧種となる。
ローズウッド	・香料や建材として人気が高く、ブラジル政府により1930年代に伐採が規制された。 ・現在、許可がなければ伐採、移動、輸出はできない。絶滅危惧種。 ・植樹も行われているが、採油ができるほどの成長には20年ほどの時間がかかる。
AEAJ の環境への取り組み	・子どもたちに向けた香りの体験教育などの香育を行う。 ・自然と環境を大切にする人を増やす「環境カオリスタ検定」を実施。 ・環境省主催の「みどり香るまちづくり企画コンテスト」の共催。 ・住みよい環境を作るための「かおりの樹木・草花」を用いた企画コンテストを実施。

試験直前暗記キーワード

本書内容に関するお問い合わせについて

このたびは翔泳社の書籍をお買い上げいただき、誠にありがとうございます。弊社では、読者の皆様からのお問い合わせに適切に対応させていただくため、以下のガイドラインへのご協力をお願い致しております。下記項目をお読みいただき、手順に従ってお問い合わせください。

●ご質問される前に
弊社Webサイトの「正誤表」をご参照ください。これまでに判明した正誤や追加情報を掲載しています。

正誤表　https://www.shoeisha.co.jp/book/errata/

●ご質問方法
弊社Webサイトの「刊行物Q&A」をご利用ください。

刊行物Q&A　https://www.shoeisha.co.jp/book/qa/

インターネットをご利用でない場合は、FAXまたは郵便にて、下記"翔泳社 愛読者サービスセンター"までお問い合わせください。
電話でのご質問は、お受けしておりません。

●回答について
回答は、ご質問いただいた手段によってご返事申し上げます。ご質問の内容によっては、回答に数日ないしはそれ以上の期間を要する場合があります。

●ご質問に際してのご注意
本書の対象を越えるもの、記述個所を特定されないもの、また読者固有の環境に起因するご質問等にはお答えできませんので、予めご了承ください。

●郵便物送付先およびFAX番号
送付先住所　　〒160-0006　東京都新宿区舟町5
FAX番号　　　03-5362-3818
宛先　　　　　（株）翔泳社 愛読者サービスセンター

著者紹介

アロマテラピー検定対策研究会

アロマテラピー検定を知り尽くしたインストラクター、セラピストで構成される研究会。本書のコンセプトは、もちろん「検定に1回で合格できる」テキスト+問題集。アロマテラピーを楽しく学びながら、検定合格後にも使えるテキスト制作を目指している。

カバーイラスト	酒井真織
ブックデザイン	周玉慧
DTP	スズキアツコ
スタイリング	中村加奈子　小野寺祐子
撮影	小塚恭子（Y.Kスタジオ）
	米倉ひろたか
本文イラスト	来迎純子
植物画	やまだえりこ
執筆協力	武井麻吏　茂木直美　吉田直子
校正	荒井順子　有限会社 玄冬書林
編集	株式会社 童夢

撮影協力

EASE PARIS
お問い合わせ 03-5759-8267
http://iziz.co.jp/rental/

グリーンフラスコ 株式会社
お問い合わせ 03-5729-1660
http://www.greenflask.com

株式会社 生活の木
お問い合わせ 03-3409-1784
https://www.treeoflife.co.jp

株式会社 ニールズヤード レメディーズ
お問い合わせ 0120-554-565
https://www.nealsyard.co.jp

参考文献

公益社団法人 日本アロマ環境協会
『アロマテラピー検定公式テキスト1・2級』

AROMA教科書

アロマテラピー検定 1級・2級 合格テキスト&問題集 第3版

| 2020年1月14日 | 初版第1刷発行 |
| 2023年5月30日 | 初版第2刷発行 |

著者	アロマテラピー検定対策研究会
発行人	佐々木 幹夫
発行所	株式会社 翔泳社 (https://www.shoeisha.co.jp)
印刷・製本	日経印刷 株式会社

ISBN978-4-7981-6295-9　　　　　　Printed in Japan